AF464568

FERRET 1975

MINIST[illegible]

HYGIÈNE DES ÉCOLES PRIMAIRES ET DES ÉCOLES MATERNELLES

RAPPORT D'ENSEMBLE

PAR

M. LE Dr JAVAL

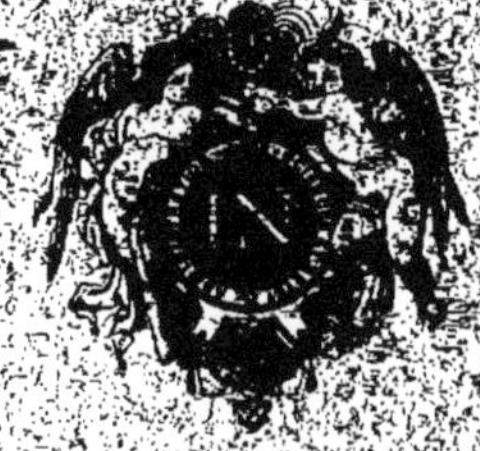

PARIS
IMPRIMERIE NATIONALE

M DCCC LXXXIV

HYGIÈNE

DES ÉCOLES PRIMAIRES

ET

DES ÉCOLES MATERNELLES

PARIS

LIBRAIRIE G. MASSON

120, BOULEVARD SAINT-GERMAIN

MINISTÈRE DE L'INSTRUCTION PUBLIQUE

HYGIÈNE
DES ÉCOLES PRIMAIRES
ET
DES ÉCOLES MATERNELLES

RAPPORT D'ENSEMBLE

PAR

M. LE DR JAVAL

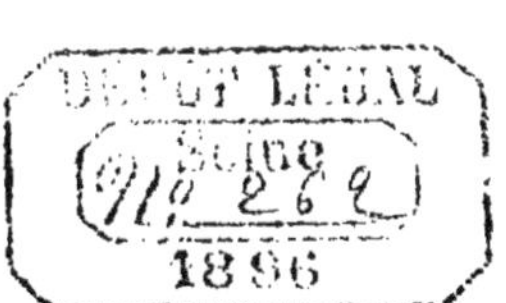

PARIS
IMPRIMERIE NATIONALE

M DCCC LXXXIV

AVANT-PROPOS.

Par un arrêté en date du 24 janvier 1882, le Ministre de l'instruction publique a institué une Commission d'hygiène des écoles, « chargée d'étudier les questions relatives soit au mobilier scolaire, soit au matériel d'enseignement, soit aux méthodes et aux procédés d'instruction dans leurs rapports avec l'hygiène ».

Il a paru nécessaire de répartir le travail entre cinq sous-commissions, ouvertes d'ailleurs à tous les membres. Ces sous-commissions se sont réunies sous la présidence respective de MM. Godart, Maurice Perrin, Gavarret, Pécaut et Parrot. Plusieurs d'entre elles ont étudié sur place, dans les écoles de la ville de Paris, les questions qu'elles avaient mises à leur ordre du jour, ou ont délégué à divers membres l'examen de certains points controversés. Elles ont entendu en outre, sur des points spéciaux, des personnes étrangères, telles que M. le docteur Gellé, médecin auriste; M. Flament, professeur d'écriture; M. Herscher, fabricant d'appareils de chauffage.

Chaque sous-commission a résumé ses recherches, ses discussions et ses votes sous forme de résolutions qui ont donné lieu à la rédaction de cinq rapports distincts :

1° Sur la construction des écoles et l'hygiène des internats, par M. Napias;

2° Sur le mobilier scolaire, par M. Vacca;

3° Sur l'hygiène de la vue, par M. Gariel;

4° Sur l'hygiène physique et intellectuelle, par M. Pécaut, avec une instruction sur le même objet, par M. Jacoulet;

5° Sur l'hygiène du premier âge scolaire, par M. Napias.

Enfin, la rédaction d'un travail d'ensemble a été confiée à M. le docteur Javal, chaque sous-commission conservant d'ailleurs uniquement la responsabilité du rapport spécial publié sous ses auspices.

Tel est l'ensemble des documents contenus dans ce volume.

Il appartient à l'Administration supérieure de les apprécier et d'y recueillir les indications qui lui paraîtront les plus utiles pour compléter l'installation des écoles primaires et des écoles maternelles en France.

LISTE

DES MEMBRES DE LA COMMISSION.

Le Ministre ou, en son absence, le Sous-Secrétaire d'État, *président;*

MM. Gréard, membre de l'Institut, vice-recteur de l'Académie de Paris, *vice-président;*

de Bagnaux, conseiller d'État, directeur au Ministère du commerce et des colonies;

Berger, inspecteur général, directeur du Musée pédagogique;

Bouchard, professeur à la Faculté de médecine de Paris;

Bouchardat, professeur à la Faculté de médecine de Paris, membre de l'Académie de médecine;

Bourceret, ancien interne des hôpitaux de Paris;

Brouard, inspecteur général;

Brouardel, président du Comité d'hygiène, professeur à la Faculté de médecine de Paris;

Buisson, inspecteur général, directeur de l'Enseignement primaire au Ministère;

Carriot, directeur de l'Enseignement primaire de la Seine;

Collineau, docteur en médecine, délégué de la Société pour l'instruction élémentaire;

Creutzer, inspecteur primaire;

Cuissart, inspecteur primaire;

Dally, docteur en médecine;

Delagrave, éditeur;

Delon, publiciste;

Gariel, professeur agrégé à la Faculté de médecine de Paris, membre de l'Académie de médecine;

Gauthier-Villars, éditeur;

Gavarret, inspecteur général des facultés de médecine;

de Saint-Germain, chirurgien des hôpitaux;

Girard, chef du laboratoire municipal;

Godard, directeur de l'école Monge;

Godin, inspecteur d'académie;

MM. Jacoulet, inspecteur général, directeur de l'École normale supérieure d'enseignement primaire;

Jacquemart, inspecteur de l'Enseignement professionnel au Ministère des travaux publics;

Javal, directeur de laboratoire à l'École des hautes études;

Lenient, directeur de l'école normale d'instituteurs de la Seine;

Marié-Davy, directeur de l'observatoire de Montsouris;

Masson, éditeur;

de Montmahou, inspecteur général;

Morel, chef du cabinet du Ministre de l'instruction publique;

Napias, docteur en médecine, secrétaire général de la Société de médecine publique et d'hygiène professionnelle;

Onimus, docteur en médecine;

Panas, professeur à la Faculté de médecine;

Parrot, professeur à la Faculté de médecine;

Pécaut, inspecteur général;

Pérès (Bernard), publiciste;

Perrin (Maurice), directeur du Val-de-Grâce;

Riant, docteur en médecine;

Rieder, directeur de l'École alsacienne;

E. Trélat, directeur de l'École d'architecture;

U. Trélat, professeur à la Faculté de médecine;

Vacca, publiciste;

Vulpian, professeur à la Faculté de médecine;

Worms, docteur en médecine;

le Président du Cercle de la librairie (M. G. Hachette);

Mmes Delabrousse, secrétaire générale de la Société des écoles enfantines;

Dillon, inspectrice générale des écoles maternelles;

Ferrand, directrice à l'école normale d'institutrices de la Seine;

Fleury (Nancy);

de Friedberg, directrice à l'École normale supérieure d'institutrices;

Marchef-Girard, directrice du collège Sévigné;

Millard;

Toussaint, secrétaire générale de l'Association de l'Enseignement professionnel des femmes;

M. Beurier, inspecteur d'académie, *secrétaire*.

COMPOSITION DES SOUS-COMMISSIONS.

1re SOUS-COMMISSION.

MM. Bourceret.
Creutzer.
Cuissart.
Gariel.
Girard.
Godart.
Javal.
Lenient.

MM. Marié-Davy.
Morel.
Napias.
Riant.
E. Trélat.
Mmes Ferrand.
Marchef-Girard.
Toussaint.

2e SOUS-COMMISSION.

MM. de Bagnaux.
Brouard.
Collineau.
Godin.
Marié-Davy.
de Montmahou.
Onimus.

MM. Perrin.
Riant.
Vacca.
Mmes Delabrousse.
Ferrand.
Toussaint.

3e SOUS-COMMISSION.

MM. Brouard.
Creutzer.
Cuissart.
Delagrave.
Gariel.
Gauthier-Villars.
Gavarret.
Jacoulet.

MM. Javal.
Lenient.
Masson.
de Montmahou.
Panas.
Perrin.
Mmes Delabrousse.
Fleury.

4e SOUS-COMMISSION.

MM. Bourceret.
Collineau.
Dally.
Delon.
Godard.
Godin.
Jacoulet.
Javal.
Lenient.
de Montmahou.

MM. Morel.
Pécaut.
Riant.
Rieder.
Vacca.
Mmes Fleury.
de Friedberg.
Marchef-Girard.
Millard.
Toussaint.

5e SOUS-COMMISSION.

MM. Bouchardat.
Brouard.
Delon.
Girard.
Napias.
Onimus.

MM. Parrot.
Pérès.
Mmes Delabrousse.
Dillon.
de Friedberg.

TABLE DES MATIÈRES.

RAPPORT D'ENSEMBLE

PAR M. LE DR JAVAL.

> Les meilleurs amis du pays n'étaient pas ceux qui laissaient ignorer l'étranger et qui entretenaient la France dans une confiance illimitée en elle même.
> (M. Bréal.)

I

DE LA PROPRETÉ.

Pour marquer l'importance que les hygiénistes attribuent à l'introduction d'habitudes de propreté dans la population, nous avons voulu traiter ce sujet en premier lieu et avec quelque développement.

Il faut avouer tout d'abord que parmi les nations civilisées, la nôtre est une de celles qui pratiquent le moins les soins de propreté. Si les Français bien élevés savent à cet égard sauver les apparences, l'enquête la plus superficielle suffit pour prouver que, même parmi les personnes aisées, la stricte propreté du corps ne va pas toujours au delà des parties visibles ou de celles qui peuvent, par leur odeur *sui generis*, déceler une négligence tout à fait révoltante. Dans les conditions sociales où les soins de propreté deviennent une charge pécuniaire sensible, les choses sont pires. Pour s'en convaincre, après avoir constaté, par exemple, dans les maisons, l'absence d'installations permettant des ablutions complètes, qu'on fasse le compte des baignoires existant dans une ville, par rapport à la population, et l'on demeurera convaincu de la réalité des faits que nous avançons. Les habitudes sont plus mauvaises encore dans la masse profonde des populations rurales. Il suffit d'avoir exercé la médecine à la campagne pour savoir la terreur qu'inspire à la plupart des paysans la prescription de prendre un bain.

Nous reculons devant l'énumération des pratiques malpropres que l'imagination populaire a inventées dans un but de médication ou de prophylaxie contre les maladies.

Il ne nous appartient pas de recommander la propreté à titre de signe visible de respect de l'homme envers lui-même et envers ses semblables, ni de rechercher dans l'histoire comment s'est réduite à un minimum, contenu dans une coquille à la porte des églises, l'eau d'ablution prescrite par les fondateurs de tous les cultes comme devant accompagner les actes religieux. Mais, comme hygiénistes, nous avons le droit d'affirmer que les glorieuses découvertes de Pasteur ont donné une base scientifique à l'opinion des médecins qui reconnaissaient l'utilité de la propreté pour la conservation de la santé et son absolue nécessité dans le traitement d'un grand nombre de maladies.

C'est une grande erreur de croire que tout a été fait pour la propreté quand les apparences sont sauvegardées; les parties du corps recouvertes par les vêtements sont moins accessibles à la poussière que la face, le cou, les oreilles et les mains, et nous concédons que les enfants de nos écoles peuvent se passer à la rigueur de ces ablutions générales quotidiennes, si salutaires et qui sont en usage dans la plupart des familles arrivées depuis longtemps à l'aisance; cependant nous croyons qu'à tout âge une ablution générale par semaine n'est pas de luxe, et que, pour les enfants, cette règle peut être prise comme minimum.

Quand l'administration de grands bains devient trop onéreuse, on peut les remplacer par une douche tiède en pluie ou en jet, avec lavage rapide au savon et rinçage consécutif. Ce procédé est employé avec succès dans tous les régiments, dans les asiles de nuit, etc. Ces lavages demandent très peu de temps et se heurtent à moins de préjugés que les bains; les parents qui craindraient, sans aucune raison d'ailleurs, la production de rhumes à la suite d'un essuyage incomplet de la tête, seraient libres de donner à leurs enfants des bonnets de caoutchouc ou de taffetas gommé.

Pour convertir à la propreté les générations qui nous succéderont, il faudrait une série de mesures simultanées qui sont du ressort de plusieurs ministères. Depuis quelques années, le Ministre de la guerre tient la main plus sévèrement aux soins d'entretien des hommes et des casernements; les jeunes gens rapporteront du service militaire des habitudes meilleures, et un progrès notable sera rapidement obtenu; le personnel de la marine est tenu proprement de temps immémorial, mais tout le monde ne passe pas sous les drapeaux; nous voudrions qu'à la revision, tout conscrit malpropre fût ajourné, pour aller se laver; tous les Français seraient ainsi forcés de se nettoyer une fois dans leur vie et apprendraient par expérience que le contact de l'eau avec la peau n'est pas dangereux.

La mise à exécution de cette mesure exigerait une simple *circulaire du Ministre de l'intérieur aux préfets*, leur recommandant de suivre l'exemple récent de leur collègue de la Loire-Inférieure.

Mais c'est surtout au Ministère de l'instruction publique, dont la charge est l'éducation tout autant que l'instruction, qu'il appartient de prendre de sérieuses déterminations; nous ne craignons pas d'affirmer que les résultats seront insignifiants si la réforme n'est pas abordée résolument par le sommet de la hiérarchie administrative. Les prescriptions les plus précises et les plus minutieuses seront sans effet, si l'exemple ne vient pas d'en haut. Nous demandons qu'on prenne, sans aucun retard, des mesures pour l'entretien des bâtiments ressortissant au Ministère.

La propreté des locaux habités par des agglomérations nombreuses est utile en elle-même, car il est démontré que les murs et le mobilier peuvent être le réceptacle de germes nuisibles; mais c'est surtout par l'exemple et par l'effet moral que la propreté des lieux de réunion influe d'une manière tout à fait surprenante sur les habitudes de ceux qui sont appelés à les fréquenter; les gens mal tenus se sentent déplacés dans un milieu brillant de propreté, et s'ils sont forcés d'y revenir quotidiennement, ils sont invinciblement amenés à s'y conformer dans leur mise et dans le soin de leur personne. Et d'autre part, la propreté des écoles est plus directement dans la main de l'Administration que celle des individus; les choses n'opposent au progrès qu'une résistance inerte. C'est par les locaux scolaires qu'il faut agir tout d'abord, mais sans se dissimuler que ce n'est pas là le point le plus important.

Comment résoudre ce problème, d'obtenir des soins de propreté quand les dépenses qu'ils nécessitent sont sous la responsabilité d'autorités municipales, au moins étrangères aux notions que nous venons d'exposer?

Il faut tout d'abord gagner à notre cause les instituteurs. Nous ne comptons guère atteindre ce résultat par les leçons d'hygiène, introduites si à propos dans le programme de leurs études. La propreté, comme les autres vertus, ne s'enseigne pas *ex cathedra* : l'exemple et la pratique sont seuls efficaces. C'est par la bonne tenue des navires de l'État que les habitants les plus pauvres du littoral ont pris des habitudes de soin qui sautent aux yeux dès qu'on entre dans leurs demeures.

Il faudrait peut-être que les *bâtiments* et les *bureaux* du Ministère de l'instruction publique servissent de modèle aux fonctionnaires de tout rang qui ont à intervenir dans la surveillance des écoles primaires. Il faut certainement veiller à l'entretien *des bureaux des recteurs et des inspecteurs d'académie*, et tenir la main à ce que les inspecteurs primaires ne laissent apparaître aucune trace de négligence dans la pièce où ils reçoivent leurs subordonnés.

Il est indispensable que l'*extérieur de l'école* soit entretenu avec soin; les apparences sont souvent un premier pas vers la réalité des choses : quand l'aspect de l'école sera irréprochable, il y aura plus de chances d'obtenir son bon entretien intérieur. L'inspecteur devra également s'assurer de la bonne tenue du logement personnel de l'instituteur.

La *classe* doit être *balayée tous les jours*, et cette opération devant se faire toutes fenêtres ouvertes, il faut qu'en hiver elle ait lieu le soir, après la sortie des élèves, ou le matin en même temps que l'allumage du poêle, au moins une heure avant l'entrée des élèves, pour qu'après la fermeture des fenêtres, la salle ait le temps de se réchauffer. On peut rendre le balayage moins pénible en le faisant précéder d'un arrosage très modéré. Dans les écoles où les enfants font un repas dans la classe, il faut exiger un *second balayage* avant la rentrée de l'après-midi. D'ailleurs il faudrait interdire de rien jeter à terre et surtout de cracher sur le parquet : les recherches récentes de MM. Malassez et Vignal démontrent en effet que le bacille de la tuberculose reste virulent malgré la dessiccation des crachats qui le contiennent et peut être soulevé ensuite avec la poussière du balayage.

Toutes les ménagères savent que les soins de propreté périodiques ne peuvent être obtenus que si on leur assigne des jours absolument fixes : c'est ce que nous allons faire pour le nettoyage du parquet, des murs et des vitrages.

Le *parquet* doit être *lavé* le samedi soir ou le dimanche matin. La rareté de l'eau ne peut servir de prétexte à l'omission de ce soin; en effet, le lavage à grande eau est une erreur. La condition d'un bon nettoyage, c'est de procéder de proche en proche. En Angleterre, ce sont généralement de vieilles femmes qui font les travaux de ce genre. Une grosse éponge et deux seaux (le premier pour l'eau propre, le second pour l'eau sale), voilà tout le matériel nécessaire. La femme, agenouillée, travaille à la portée de son bras, et chemine en déplaçant les seaux à mesure que l'ouvrage avance. On peut encore obtenir un résultat passable au moyen d'une toile d'emballage enveloppant un balai usé : mais ce moyen se prête moins bien à contourner les pieds du mobilier fixe de nos écoles.

Il serait bien d'exiger que les *vitrages* fussent *lavés à jour fixe*, le premier jeudi du mois, par exemple. Il n'est vraiment pas admissible qu'après avoir multiplié à l'excès les surfaces éclairantes, on permette aux maîtres de laisser envahir les vitres par une épaisse couche de poussière qui s'accumule particulièrement sur les impostes mobiles. Nous avons vu à Paris des écoles neuves où le jour était absolument obscurci par la saleté des vitrages. Dans certain modèle, conforme à l'article 23 de l'ancien arrêté du 17 juin 1880, le lavage des impostes est rendu à peu près impossible : il faut supprimer les arrêts pour que l'imposte puisse se renverser entièrement à l'intérieur au moment du nettoyage. En Belgique on lave les vitres une fois par semaine.

Les *murs* intérieurs devront être *lessivés tous les ans* avant la fin des grandes vacances, s'ils sont peints à l'huile, et dans ce cas ils seront repeints tous les trois ans. Les murs simplement crépis seront *chaulés une fois par an*.

Les *tables et bancs* devront être *grattés ou peints en noir* dès que leur propreté laissera tant soit peu à désirer. D'ailleurs *chaque élève* doit être déclaré *responsable de l'état de la place qu'il occupe* et les dégradations doivent être réparées sans retard aux frais de la commune, sauf recours contre les parents des élèves. Il est important de bien pénétrer les enfants du respect de la propriété commune et d'entourer ce respect d'une sanction effective; quand la discipline est bonne dans une école, les tables restent indéfiniment intactes; quand le premier coup de canif est puni par le remplacement de la planche entamée aux frais du délinquant, une seconde attaque au mobilier scolaire ne se produit pas.

S'il existe un tuyau de poêle apparent, il devra être démonté au printemps et n'être remis en place qu'à l'approche de l'hiver.

Pour couper court à des conflits de tous les jours, *il est nécessaire qu'un règlement précise, en ce qui concerne les soins d'hygiène et de propreté des locaux scolaires, les devoirs respectifs des municipalités et des instituteurs, mal définis par l'article 36 de la loi de 1850.*

Après de longues discussions, la 1re Sous-Commission a décidé que les sièges des privés devaient être cirés; c'est-à-dire que des mesures devront être prises pour empêcher les élèves d'y monter. C'est d'ailleurs un fait de stricte observation qu'on macule moins aisément un cabinet et un siège propres. Les docteurs Perrin et Riant ont montré, dans un rapport à la Société de médecine publique et d'hygiène professionnelle, que la sordidité des cabinets dans les habitations ouvrières, qui est une des causes les plus graves de l'insalubrité de ces habitations, tient au manque du désir de propreté chez les habitants; la propreté ne leur a pas été enseignée dès l'école, elle n'est pas devenue une habitude et un besoin, tout au moins pour quelques-uns, et il suffit d'une faible proportion de personnes malpropres pour imposer la saleté à tous les autres habitants de la maison. Les ignobles cabinets à trous béants, *à la turque*, appellent la saleté pour ainsi dire; c'est ce qu'on trouvait autrefois dans toutes les écoles et c'est quelque chose d'approchant qu'on trouve encore aujourd'hui. Il faut enseigner aux enfants à faire usage de cabinets propres, nous dirions presque luxueux, si l'exemple d'autres pays ne nous apprenait pas que la propreté des cabinets peut fort bien être une règle générale. Dans le rapport publié par le *Commissionner of Education* de Washington, nous lisons qu'il existe à peine quelques localités incultes, où il faut empêcher les enfants de monter sur les sièges des cabinets : nous sommes à cet égard moins civilisés que dans le Far West et qu'en Bohême.

Pour que le siège ne soit plus souillé par les élèves, on pourra le disposer de façon qu'il soit impossible de monter dessus. Un bon dispositif est celui qu'on trouve à l'*école Monge* à Paris : c'est un simple anneau de bois verni, qui couvre le bord de la cuvette de porcelaine et qui est trop étroit pour qu'on puisse s'y tenir en équilibre autrement qu'assis.

Un autre moyen d'assurer la propreté des sièges consiste à les surmonter d'une large planche montant obliquement à partir du mur de fond jusqu'en un point situé presque au-dessus du bord antérieur du siège; on peut encore poser une barre de fer horizontalement à environ 50 centimètres au-dessus de l'orifice.

Nous avouons que ces moyens mécaniques d'assurer la propreté des cabinets ne nous satisfont qu'à moitié, car nous voulons apprendre à l'enfant à s'asseoir *de gré* et non pas *de force*. Le but à atteindre est moins d'avoir des privés propres que d'habituer les hommes à ne pas salir les sièges des cabinets, et il existe des moyens certains d'obtenir ce résultat.

En Bohême, pays presque légendaire pour la négligence des populations, nous avons vu procéder ainsi : à chaque classe de l'école appartient un cabinet dont la clef est accrochée près de la porte de la classe. L'élève prend la clef pour aller aux lieux et la rapporte en revenant. Si le siège est souillé, celui qui s'en aperçoit doit en aviser le maître. Il suffit d'une inspection très rare pour assurer la propreté parfaite des privés, car si elle laisse à désirer, le dernier occupant est responsable : il ne peut rejeter la faute sur son prédecesseur, puisqu'il n'avait qu'à prévenir. La punition infligée au délinquant est, bien entendu, de nettoyer l'endroit. Après bien peu de jours, chacun préfère, s'il lui est arrivé un accident, le réparer spontanément que de s'exposer à faire punir un camarade. Au surplus, depuis l'heureuse innovation des interruptions, les enfants n'ont plus à sortir que très exceptionnellement pendant la classe et la surveillance des privés est devenue relativement facile, surtout avec le système de portes recommandé plus loin.

En adoptant le siège en bois, nous n'oublions pas que, chez les petites filles, il peut se rencontrer un danger de transmission d'écoulements vulvaires très tenaces et souvent graves; aussi la 5e Sous-Commission a-t-elle fait expérimenter avec succès dans l'école maternelle de la rue Madame un dispositif qui interrompt le siège en bois dans sa partie antérieure; on a pratiqué en outre un prolongement en avant de la cuvette; les parties sexuelles sont ainsi à l'abri de tout contact suspect. Cette disposition paraît également recommandable pour les écoles de garçons.

Quand il existe un service d'eau, il est bon de mettre dans chaque cabinet une *pancarte invitant à tirer le bouton avant et après chaque opération.* Après, cela va presque sans dire, mais avant? C'est pour humecter la cuvette afin que les matières glissent et s'attachent moins à la porcelaine. Cette précaution est superflue quand la face postérieure des cuvettes est verticale. Nous n'approuvons pas l'emploi d'appareils automatiques; car il ne s'agit pas d'affranchir les enfants des soins de propreté, dont il importe au contraire de leur inculquer le goût.

Dans les *urinoirs,* si l'on ne dispose pas d'une quantité d'eau illimitée, un mécanisme extrêmement simple permet de produire un *lavage intermittent,* agissant par exemple toutes les trois minutes, et bien préférable à un courant continu mais insuffisant.

Sur la question des privés, la 1re Sous-Commission propose la rédaction suivante :

Les sièges en pierre, ciment ou fonte sont interdits. Les sièges devront être en bois verni ou ciré et uniquement constitués par un anneau de 5 à 6 centimètres de largeur appliqué immédiatement au bord supérieur de la cuvette. La forme générale de ce siège sera ovale; ses dimensions seront, y compris la largeur de l'anneau, de 40 centimètres de long sur 33 de large. La cuvette aura une paroi postérieure verticale; elle sera munie d'un appareil obturateur et d'un siphon toutes les fois qu'on aura l'eau à sa disposition.

Il est évident que la cuvette est inutile quand il n'y a pas d'eau.

Nous ajouterons qu'il serait bon d'exiger, pour faciliter la surveillance, *un espace libre de 25 centimètres environ entre la porte et le sol.* On voit de loin, par-dessous la porte, les pieds de la personne qui est dans le cabinet, à condition qu'il ne soit pas trop profond. Ce dernier desideratum oblige à faire ouvrir les portes vers l'extérieur.

Les murs intérieurs doivent être *garnis de faïence* ou *très rugueux* pour empêcher les inscriptions inconvenantes.

Il est désirable aussi que les portes soient très basses, de manière à rendre la surveillance possible et à assurer un bon éclairage, sans lequel la propreté ne peut être obtenue que bien difficilement.

Le principal but de l'emploi de l'eau dans les privés est d'établir une séparation entre l'air du cabinet et celui de l'égout ou de la fosse. Il ne suffit pas de la fermeture hydraulique de la valve : il faut encore exiger, sous chaque calotte, un siphon, dont le fonctionnement est permanent, tandis que la valve peut laisser passer des gaz chaque fois qu'on la met en mouvement. Les tuyaux d'écoulement des eaux ménagères doivent également être séparés de l'égout par des siphons.

Nous n'avons pas à prendre parti ici pour ou contre le « tout à l'égout », mais nous devons signaler les dangers de l'introduction de l'air d'égout dans les habitations; les moyens d'empêcher cet inconvénient, ou même de reconnaître s'il existe, ne sont bien appliqués qu'en Angleterre; il conviendrait, dans chaque grande ville, de charger spécialement un ingénieur de vérifier les conduites qui établissent des communications entre les édifices municipaux et les égouts.

Dans les écoles où l'on dispose de peu d'eau, il convient de recourir à des fosses mobiles, si l'on est certain que le service des tinettes sera bien fait; dans le doute, ce système est la pire de toutes les solutions, car on voit, dans des édifices publics, les caveaux destinés à recevoir les tinettes transformés en cloaques infects qu'on ne sait plus comment nettoyer. Il vaut mieux alors recourir aux fosses fixes.

Mais si l'on manque absolument d'eau pour le service des privés, le mieux est de recourir à l'*earth closet* où la désinfection se fait au moyen de terre bien sèche et pulvérulente. — En résumé :

1° Dans les villes. — *Toutes les fois qu'il existera un système de canalisation permettant l'évacuation immédiate des vidanges, la projection dans cette canalisation se fera directement. On prendra toutes précautions pour assurer l'isolement (siphon, obturateur, etc.).*

Quand ces conditions ne seront pas remplies, les fosses mobiles seront préférées aux fosses fixes.

Les fosses fixes seront de petite dimension, sans avoir toutefois moins de 2 mètres de long, de large et de haut. Elles seront voûtées, construites en matériaux imperméables et enduites de ciment. Elles seront étanches et le fond sera disposé en forme de cuvette, les angles seront arrondis.

Elles seront établies loin des puits.

2° A la campagne. — *Les fosses fixes devront être installées dans les mêmes conditions que ci dessus.*

Dans le cas où l'on emploierait des fosses mobiles ou le système des earth closets, *l'accès des appareils devra être assez facile pour permettre un enlèvement fréquent et rapide des matières.*

Dans tout ce qui précède nous n'avons parlé que de la propreté de l'école et des objets qu'elle renferme. Il est plus difficile, mais tout aussi important de veiller à la propreté des élèves : c'est la vraie prophylaxie de bien des maladies contagieuses.

La première chose à faire, et la plus facile, est de veiller à la propreté des vêtements. Ici on a les mères pour auxiliaires, car les haillons malpropres sont le signe extérieur de la misère; quand l'aisance pénètre dans une famille, elle se traduit généralement tout d'abord par l'achat de vêtements neufs. Il faudrait faire comprendre aux parents que le vrai luxe des enfants pauvres est de porter des vêtements propres et non pas d'en porter beaucoup à la fois.

En général les enfants sont d'autant plus chaudement vêtus qu'ils appartiennent à des familles plus pauvres, car l'expérience et les conseils des médecins éclairés font pénétrer de plus en plus dans l'esprit des mères cette vérité, que l'enfant a beaucoup moins besoin d'être vêtu chaudement que l'adulte. Dans aucune saison les vêtements chauds ne sont utiles à l'intérieur des appartements, et quand les enfants sont à l'air, si on ne les contraint pas, ils se donnent toujours assez de mouvement pour ne pas contracter de refroidissements. Un grand nombre de familles imitent les Anglais et imposent à leurs enfants une ablution froide tous les matins : cela vaut infiniment mieux que d'élever, comme on dit, les enfants dans du coton. Croit-on que la figure soit moins impressionnable au froid que les bras ou les jambes? et cependant personne ne trouve utile de se vêtir le visage. Les habitudes françaises n'acceptent pas volontiers les jambes nues du costume écossais, mais nous pensons qu'on ne saurait trop *réagir contre l'excès de vêtements chauds dont on enveloppe la plupart des enfants*. En tout cas, *dans l'intérieur de l'école, la tête doit rester découverte, et il faut faire quitter les cache-nez et vêtements de dessus et ne pas laisser porter de bonnets aux filles*. En général, *la coiffure seule peut être reprise pour les récréations, même en plein air;* et encore la plupart du temps vaudrait-il mieux que les enfants restassent tête nue pendant les petites récréations; la brièveté des interruptions ne permet pas la manœuvre compliquée de mettre et d'ôter des vêtements supplémentaires, et s'il fait froid, on peut être assuré que les enfants, pour s'échauffer, ne manqueront pas de courir et de sauter, ce qui est désirable à tous égards.

En temps de pluie et surtout de neige, quand les écoliers viennent de loin, il est utile qu'ils aient des *parapluies*, des paletots ou des *manteaux* épais ou imperméables et qu'ils soient munis de *sabots* ou de *caoutchoucs :* la propreté de la classe et l'hygiène sont d'accord pour exiger que tous ces objets soient *laissés au vestiaire*. Il nous semble d'ailleurs qu'en général on habitue beaucoup trop les enfants à l'emploi de vêtements supplémentaires, qui ne sont réellement utiles que par les temps un peu rudes. Chez l'enfant, la calorification se fait bien mieux que chez l'adulte; laissons-le s'habituer aux changements de température, c'est un très grand service à rendre aux individus et à l'armée. Les adultes, les femmes surtout, sont obligés d'adapter leurs vêtements au temps qu'il fait; les mères n'ont que trop la tendance à prendre pour leurs enfants des précautions de ce genre, auxquelles on n'a peut-être pas le droit de s'opposer, mais qu'on doit bien se garder d'encourager.

Quand il fait chaud, l'activité plus grande de la transpiration se manifeste sous forme de sueur, dont l'évaporation produit un précieux rafraîchissement, si l'on n'y porte pas d'obstacle par l'emploi de flanelles absorbantes ou de vêtements trop peu perméables à l'air. Tout en ayant indiqué tout à l'heure les inconvénients de changements de vêtements trop multipliés, nous voudrions *que le corps fut très peu couvert pendant les exercices assez violents pour produire une sueur profuse* : qu'on fasse quitter les vestes et les gilets pendant les séances de gymnastique en été. L'un des avantages de la natation est précisément de permettre un exercice des plus énergiques pendant lequel la sueur est enlevée à mesure de sa production.

Le public s'exagère beaucoup le danger des refroidissements produits à la suite des exercices violents. Il est certain qu'un repos absolu, surtout dans un courant d'air, au moment où le corps est baigné de sueur, peut être suivi de rhumes ou même d'affections pulmonaires; mais cet inconvénient ne se produit guère que si l'on reste immobile dans un courant d'air continu. En effet, dans ces conditions, l'un des côtés du corps est soumis à un refroidissement beaucoup plus vif que l'autre et il paraîtrait que les nerfs vasomoteurs ne savent pas agir différemment suivant les besoins des diverses parties de la peau. Aussi les courants d'air sont-ils beaucoup plus à craindre que le froid pur et simple. Ce mécanisme est analogue à celui par lequel le froid aux pieds provoque si aisément un rhume de cerveau. Il nous suffit de dire qu'il ne faut pas porter obstacle à la transpiration cutanée, et qu'après un exercice violent il faut éviter d'imposer un repos absolu, surtout si les enfants sont exposés à un courant d'air.

La propreté est d'autant plus difficile à maintenir chez les jeunes enfants qu'ils sont eux-mêmes le plus souvent absolument indifférents à cette question. Leurs petites mains ramassent la poussière des tables, fouillent le sable de la cour pendant les récréations, soulèvent autour d'eux un nuage où ils se trouvent enveloppés. Un peu plus tard, la craie, le crayon, l'encre surtout viennent apporter leur contingent de malpropreté: les jeux de balles, de billes, de toupie, en un mot d'objets qui roulent dans la boue ou dans la poussière, ne sont pas faits pour y porter une atténuation. Dans cette lutte de tous les instants, privés le plus souvent de l'appui des familles, les maîtres se découragent et les règlements sont vaincus.

Nous estimons qu'un des moyens les plus efficaces pour arriver à un progrès sérieux, moyen d'autant plus facile à employer qu'il en résulterait une notable économie, serait d'abandonner le plus possible le système de dédoublement des écoles mixtes. Nous demandons formellement l'*abrogation du second paragraphe de l'article 7 de la loi du 16 juin 1881*, qui oblige indirectement les communes à établir des écoles de filles quand leur population dépasse 400 âmes; nous demandons également l'*abrogation de l'article 1er de la loi du 10 avril 1867* qui exige le dédoublement des écoles mixtes dans les communes de plus de 500 habitants.

Quand il s'agit d'opérer ainsi une sorte de retour au passé, il importe d'établir solidement les motifs déterminants de ce retour et de répondre aux objections.

On verra plus loin que les règles de pédagogie et d'hygiène, d'après lesquelles on doit fixer la durée et le nombre des récréations, ne sont pas les mêmes pour les enfants des différents âges scolaires. Il importe beaucoup, pour ce motif, de diviser les enfants par âges, tandis qu'aucune considération grave n'engage à les diviser par sexes : deux classes mixtes contenant chacune quarante enfants sont certainement préférables à deux écoles séparant, d'après le sexe, les enfants en deux groupes contenant chacun tous les âges scolaires. Particulièrement sous le rapport de la propreté, il est constant que la présence d'enfants de sexe différent dans une même classe exerce une influence favorable. L'effet obtenu est meilleur encore si les classes sont confiées à des femmes, ce qui aura lieu de plus en plus pour les écoles mixtes. S'il existe une profession pour laquelle la femme puisse faire concurrence à l'homme, c'est celle qui consiste à soigner et à élever de jeunes enfants. Confiée à des femmes, l'instruction de nos jeunes écoliers ne sera peut-être pas plus mauvaise, et leur éducation morale et physique sera beaucoup meilleure.

Nous ne sommes pas en état de déterminer jusqu'à quel âge les enfants sont mieux entre les mains des femmes; pour le cours élémentaire il n'y a aucune hésitation, les femmes réussissent bien; pour le cours supérieur, au contraire, les instituteurs savent prendre plus d'autorité. Vaut-il mieux confier actuellement le cours moyen à des femmes ou à des hommes? Il sera temps de poser cette question quand de nombreux cours élémentaires seront dirigés par des institutrices.

Il ne nous appartient pas de préciser dans quelle mesure les écoles mixtes doivent être conservées, mais nous avons le droit d'affirmer que si l'éducation et la propreté étaient seules en jeu, nous ne verrions que des avantages à la suppression de toute division des sexes dans tout l'enseignement primaire proprement dit; elle ne commencerait qu'avec l'école professionnelle et avec l'école primaire supérieure.

Malgré toutes les informations que nous avons prises, il ne nous a jamais été révélé d'inconvénient sérieux attribuable à l'école mixte, qui fonctionne depuis l'âge de quatorze ans en Autriche et bien plus tard en Suisse et en Amérique. Il nous a fallu chercher d'où pouvait bien provenir en France cette habitude de séparer les enfants de sexe différent tout au moins par une cloison. Faute d'autre motif, nous croyons que la séparation, conservée par la routine, provient de certaines idées catholiques spéciales au moyen âge et qui n'ont plus cours aujourd'hui chez les croyants les plus sincères.

Il est à remarquer d'ailleurs que les retours offensifs du cléricalisme ont toujours battu en brèche les écoles mixtes. C'est ainsi que les articles 15, 51 et 52 de la loi du 15 mars 1850 n'admettent les écoles mixtes qu'à titre provisoire, exigent le dédoublement immédiat dans les communes de plus de 800 habitants, disposent qu'« aucune école publique ne peut, sans autorisation, recevoir de filles s'il existe dans la commune une école publique *ou libre* de filles ». Du même coup on faisait la guerre aux écoles mixtes, et l'on protégeait les écoles congréganistes de filles. Conséquent avec lui-même, dans sa circulaire du 3 février 1854, le Ministre disait : « Une institutrice ne devra être substituée à un instituteur dans une école mixte que là où il sera reconnu que l'établissement d'une école spéciale de filles est impossible. » Enfin, l'article 1er de la loi du 10 avril 1867 vint couronner l'édifice en prescrivant le dédoublement des écoles mixtes dans les communes de plus de 500 habitants. Le personnel de l'inspection académique est tellement lancé dans cette voie qu'il a prêté bien plus d'attention au paragraphe 2 qu'au paragraphe 4 de l'article 7 de la loi du 16 juin 1881, c'est-à-dire qu'il attache souvent plus de prix au dédoublement des écoles mixtes dans les communes de plus de 400 habitants qu'à la création des classes enfantines, et cela malgré la circulaire du 11 mars 1882.

C'est cependant sur le développement des classes enfantines que doit porter actuellement l'effort principal de l'Administration. D'après la remarquable instruction du 25 janvier 1882, « tout l'avenir de l'enseignement primaire dépend, en grande partie, du développement que prendront et de la direction que recevront les écoles maternelles et enfantines..... » Par malheur, les fonctionnaires qui ont reçu cette instruction se figurent généralement qu'une école est une maison, bien que l'instruction dise expressément : « Pour installer une pareille classe, il suffit d'une salle assez spacieuse, d'un préau séparé et sain, d'un mobilier scolaire et d'un matériel d'enseignement en rapport avec l'âge des enfants. »

Il n'existe, par bonheur, aucun règlement relatif à la construction des écoles enfantines. Pour éviter le luxe des dépenses, le Ministère n'a d'ailleurs qu'à refuser toute subvention; il n'y a qu'à laisser faire les municipalités, et la seule difficulté sera dans le recrutement des maîtresses, dont l'article 7 de la loi du 16 juin 1881 met le traitement à la charge de l'État. Le mouvement est donné : il est superflu de l'encourager et il est juste de réserver les maîtresses disponibles pour les communes qui prépareront des locaux convenables.

Si nous applaudissons si vivement à la création des classes enfantines, c'est que si le Ministre en fait dépendre l'avenir de l'enseignement primaire, nous y voyons, de notre côté, la pierre angulaire de l'hygiène scolaire, par la réunion d'enfants de même âge et de sexe différent sous la direction d'une femme, par la transition entre la liberté de l'enfant et la discipline qu'il faut imposer à l'écolier, par l'assainissement de l'école, ainsi déchargée des enfants de six à huit ans.

Il ne nous appartient pas de rédiger de règlement sur la tenue des écoles enfantines et de nous engager dans la lutte entre la méthode soi-disant naturelle et la méthode Frœbel; nous renvoyons à ce que nous disons au chapitre VIII relativement aux écoles maternelles. Il nous faut cependant faire observer ici que le but serait absolument manqué si les écoles enfantines dégénéraient en garderies. L'intérêt de l'État demande que les écoles enfantines livrent aux écoles primaires des enfants familiarisés avec les éléments de la lecture et de l'écriture; il exige bien plus impérieusement que ces enfants soient éduqués, c'est-à-dire propres, disciplinés et attentifs. Il faut donc, de toute nécessité, interdire l'entrée de l'école enfantine aux enfants de moins de six ans. Si les communes veulent des garderies, qu'elles en supportent les frais.

Nous n'insistons pas davantage sur l'utilité de revenir aux écoles mixtes; car le besoin de personnel féminin créé par le développement des écoles enfantines ne permettrait pas d'avancer actuellement dans cette voie, dans laquelle on sera poussé forcément si les écoles enfantines réussissent et si le recrutement des instituteurs continue à se ralentir par suite de l'égalité établie entre les traitements des maîtres et des maîtresses. Nous signalerons cependant l'utilité de s'enquérir des résultats obtenus en Alsace et en Lorraine, où les Allemands se sont empressés de remplacer dans les villages les deux écoles de garçons et de filles par deux écoles mixtes, entre lesquelles les enfants sont répartis d'après l'âge[1].

Après avoir ainsi donné des indications générales, nous allons passer en revue les mesures à prendre aux divers degrés de l'enseignement primaire.

Écoles maternelles. — L'article 14 de l'instruction du 28 juillet 1882 pour la construction de ces écoles exige un lavabo par dix enfants. Nous voudrions que ces *lavabos* fussent *à eau courante*, ce qui du premier coup élimine l'usage du seau ou du baquet dont l'eau sert à plusieurs enfants sans être renouvelée. L'*usage des éponges* doit être formellement *interdit* pour le lavage des enfants, qui devront se débarbouiller avec

---

[1] Nous recevons à l'instant, sous le titre de *Coeducation of the sexes in the public schools of the United States*, un travail daté du 24 mai 1883, dans lequel M. John Eaton, le célèbre directeur du *Bureau of education*, donne le résultat d'une enquête à laquelle il vient de se livrer sur les avantages et les inconvénients des écoles mixtes dans 340 communes des États-Unis. L'espace nous manque pour analyser cet important document : qu'il suffise de dire que jamais dossier plus complet ne viendra au secours de notre thèse; même dans les villes et même au delà de douze ans, l'immense majorité des gens compétents d'outre-mer donne la préférence à l'école mixte. Nos demandes sont plus modestes.

les mains préalablement lavées; un nombre suffisant de serviettes sera mis à leur disposition. Les mains devraient être lavées après chaque récréation où les enfants ont touché le sable, des balles, etc.

Indépendamment de ces ablutions journalières des mains et du visage, il faut indiquer un système pratique de balnéation générale, et c'est une question qui a fort occupé la 5e Sous-Commission.

On rencontre dans plusieurs écoles maternelles deux ou trois baignoires réunies dans une petite salle; c'est trop ou c'est trop peu, car il est impossible d'en faire profiter tous les enfants, si bien que, par justice distributive, on est conduit à n'en pas faire usage.

M. le Vice-Recteur nous a rappelé, dans l'extrême opposé, la tentative faite autrefois dans une école de la rue Jean-Jacques-Rousseau : il y avait vingt ou vingt-cinq baignoires, et le personnel était constamment occupé à ce service; c'était devenu plus un établissement de bains qu'une école. Mais si, comme on a essayé de le faire avec succès à l'hospice des enfants assistés, on donne des bains de trois ou quatre minutes, le problème se simplifie; il est tout à fait résolu, si l'on établit un roulement qui ramènera les enfants au bain tous les huit jours ou, à la rigueur, tous les quinze jours. L'un des avantages du bain dans les écoles est de faciliter une sorte d'enquête sur l'état physique des enfants.

Nous verrions volontiers essayer, pour les petits enfants, ces *douches tièdes et savonneuses* dont nous avons parlé plus haut.

Il existe dans beaucoup de contrées des préjugés tenaces qui s'opposent à la toilette de la tête, et cependant la propreté du cuir chévelu est la vraie guerre aux poux, aux eczémas, aux teignes, aux impétigos. La longueur des cheveux des enfants est favorable au développement de la vermine, en même temps qu'elle dissimule trop longtemps et empêche de soigner efficacement les affections du cuir chevelu. Les poux pullulent aisément dans les longs cheveux mal soignés, et il suffit d'un seul couple de poux pour donner naissance en un mois à 18,000 individus. C'est pourquoi la 5e Sous-Commission dit : Pour éviter toute contagion d'affections parasitaires, *les enfants des écoles maternelles devront porter les cheveux courts.*

Lors de la visite de propreté quotidienne, les maîtresses devront ne pas oublier de regarder de temps à autre les dents, dont la conservation s'obtient si aisément quand on a soin de les nettoyer tous les jours. Il faut recommander aux enfants, après le brossage, de se *rincer les dents* en prenant dans la bouche un peu d'eau qu'ils font circuler d'un mouvement alternatif, de manière à passer plusieurs fois entre les dents et à enlever les résidus d'aliments qui peuvent s'y être logés. Voilà un bon exercice à introduire dans les classes de petits enfants et qui portera des fruits certains, car un certain nombre de caries des dents adultes proviennent d'altérations des premières dents, auxquelles on n'attache pas d'importance, sous prétexte qu'elles sont destinées à être remplacées. Si l'on songe au nombre considérable de maux d'oreilles et de dyspepsies qui sont attribuables à des affections dentaires, on n'hésitera pas à enseigner, dès l'école maternelle, la manière de tenir les dents en état de propreté et par conséquent en état de santé. On entend souvent dire que la carie des dents est attribuable à la mauvaise qualité de l'eau : il serait plus souvent vrai d'accuser l'emploi trop peu fréquent de l'eau pour les rincer; le docteur Galippe dit qu'entre les dents d'une personne qui ne les a pas lavées, on trouve généralement des restes reconnaissables permettant de reconstituer le menu d'un ou de plusieurs repas.

Les oreilles doivent également être inspectées; l'accumulation de cérumen est une cause de surdité, et au surplus, quand les oreilles sont propres, on peut compter que la figure et le cou ont été lavés.

Il faut engager les familles à choisir des couleurs aussi claires que possible pour les vêtements. Les étoffes « peu salissantes » sont celles où les taches se voient peu. Qu'on en déconseille l'emploi. Dans les familles riches, les petits enfants sont constamment vêtus de blanc.

Écoles primaires. — Ce que nous avons dit pour les écoles maternelles devrait s'appliquer encore ici ; mais l'instituteur aura-t-il souvent l'énergie de résister au courant?

On nous cite des écoles où la teigne a été entretenue en vue de l'exemption du service militaire; cependant, à l'école primaire, on ne devra plus insister pour faire couper ras les cheveux des enfants, tout au moins pour les filles; et depuis que l'instruction est obligatoire, il est scabreux d'empiéter à ce point sur le droit des parents, et l'on nous signale d'Amérique l'habitude de couper les cheveux trop souvent comme pouvant être une cause de calvitie.

Parmi les objets dont la malpropreté peut introduire des germes contagieux dans les écoles, il faut signaler les vêtements fournis par la bienfaisance privée : pouvant être plus ou moins suspects, ils devront toujours subir une désinfection préalable. Cette mesure de sage hygiène a été prise en Belgique par l'*Œuvre des vieux vêtements.* Une étuve à désinfection peut servir pour toutes les écoles d'une ville.

Enfin, nous devons signaler comme fâcheuse l'habitude qui s'est introduite dans un grand nombre de communes de prêter *les livres scolaires* aux enfants ; mieux vaut assurément que les enfants aient des livress prêtés que de ne pas en avoir du tout, mais il est inévitable qu'après un certain roulement ces livres soient plus ou moins maculés et écornés ; leur seul aspect suffit alors pour réagir contre les habitudes d'ordre et de propreté qu'il est si urgent de faire pénétrer dans les mœurs. Bien que cette observation sorte de nos attributions, nous ferons remarquer qu'en gardant en toute propriété ses livres de classe, l'écolier devenu adulte aura la tentation de les relire et d'en faire le premier noyau d'une petite bibliothèque personnelle. En tout cas, il faut exiger *que tout livre* de classe soit *recouvert de papier,* c'est une manière d'inculquer le respect du livre : quand la couverture sera maintenue propre, il y aura plus de chances pour la bonne conservation de l'intérieur. Il est bon d'exiger que l'enveloppe des livres soit en papier uni et de couleur.

ÉCOLES NORMALES. — Dans ces établissements, plus que dans tous les autres, nous tiendrions à voir appliquer hardiment les améliorations dont nous avons parlé. La position sociale plus relevée des directeurs et des professeurs de ces établissements, le milieu urbain où elles sont généralement situées, l'influence de la commission administrative et du médecin, l'amour-propre des élèves, voilà autant d'éléments qui permettent de bien faire.

Qu'un élève de l'enseignement secondaire ou même de l'enseignement supérieur soit malpropre, c'est, après tout, plus ou moins son affaire personnelle, et, par surcroît, il aura quelque chance de se corriger dans le monde où il est destiné à vivre ; d'ailleurs la plupart de ces jeunes gens sortent de familles où les bonnes habitudes sont traditionnelles : leur exemple peut améliorer la tenue des autres. Ici, au contraire, surtout depuis la loi du 16 juin 1881, nous rencontrons des jeunes gens provenant de la campagne, où ils retourneront au bout de trois ans pour être les éducateurs de leurs concitoyens. Il n'y a pas un instant à perdre pour modifier radicalement leur tenue tout aussi bien que leurs habitudes d'esprit. Nous ne pensons pas qu'il faille s'attarder à leur faire la théorie de la toilette hygiénique : dès le premier jour il faut les nettoyer et ne pas admettre un instant de défaillance dans les soins donnés à leur corps. Comme ils ne trouveront dans les communes rurales ni baignoires ni appareils à douches, il faut les forcer à faire leur toilette au moins *tous les dimanches, des pieds à la tête,* en se tenant dans des baquets d'eau, et leur fournir les moyens de pratiquer ces ablutions générales tous les jours. L'eau pourra être tiède pour ceux qui le demanderont, mais on leur indiquera que l'eau fraîche est préférable. Chacun devrait avoir, pour procéder à la toilette du matin, sa boîte contenant éponges, savon, brosse à dents, brosse à ongles, brosse dure pour la tête et peigne fin, si les cheveux longs sont tolérés. Mais le point essentiel, nous le répétons, c'est l'ablution hebdomadaire de tout le corps, il faut y insister d'autant plus qu'il s'est trouvé jusque dans la Commission d'honnêtes gens pour demander si l'on avait le droit d'exiger une chose pareille.

On ne souffrira *jamais* que *les ongles* soient *bordés de noir,* ni qu'*aucun repas* ait lieu *sans ablution préalable des mains.* Autant que possible, les *draps* seront *changés tous les quinze jours.* Il est mieux d'enlever toutes les semaines le drap inférieur, qui se salit plus vite, et de le remplacer par le drap supérieur, qui fera place chaque fois à un drap frais, de manière à donner un aspect plus brillant à l'ensemble du dortoir. Cette manœuvre sera toujours faite le dimanche : il importe en effet que le changement de draps ait été précédé de l'ablution générale des élèves.

On devra tenir à la *propreté des vêtements,* surtout à l'intérieur de l'école : les jours de sortie, les élèves se brosseront assez spontanément. Il n'est pas admissible qu'ils entrent à l'étude couverts de poussière à la suite de jeux ou d'exercices gymnastiques. On doit exiger aussi qu'ils ne négligent pas de décrotter leurs chaussures par les temps humides.

Il faut exiger deux changements de chemise par semaine, même en hiver, et déconseiller l'emploi de la flanelle. *L'usage de caleçons de toile ou de coton sera obligatoire,* même en été ; ils doivent être changés une fois par semaine.

Il existe des écoles normales infectées de *punaises*, c'est aux directeurs qu'il appartient de faire cesser un état de choses aussi fâcheux ; ils le doivent et ils le peuvent; un hôtelier, bien plus exposé au retour de ces parasites par le mouvement continu des voyageurs, sait bien en préserver sa maison pour ne pas perdre sa clientèle ; est-il juste de faire souffrir les élèves parce qu'ils n'ont pas le droit de changer de domicile? Est-il permis de leur donner ainsi des leçons de négligence? Le directeur d'un internat a cet avantage sur les aubergistes, d'être le maître et non le serviteur de ses pensionnaires : il lui est donc facile, s'il le veut, d'avoir une maison mieux tenue qu'un hôtel de premier rang; c'est à l'Administration de l'y contraindre s'il ne le fait pas spontanément.

II

DE LA SITUATION ET DE L'ORIENTATION.

On est assez d'accord pour vouloir construire les écoles « en bon air », mais la seule prescription que nous trouvions à cet égard dans les règlements consiste à exiger qu'on s'éloigne à *100 mètres* au moins *des cimetières* actuels. Cette règle, étant empruntée à la loi du 7 mars 1808, doit être observée, bien que la nocuité du voisinage des cimetières soit loin d'être démontrée. S'il en résulte quelque difficulté pour donner à l'école une position « centrale » demandée par le règlement, nous n'y voyons pas grand mal. Les municipalités ont la passion des positions centrales, tandis que nous préférerions souvent une position éloignée du groupe des habitations. « Je voudrais l'école au milieu des prés et des bois », dit M. Félix Hément. Quand une école dessert des habitations éparses, il convient de lui donner une position centrale. cela va sans dire, et il appartient à l'Administration de résister au conseil municipal qui voudra toujours choisir le centre de l'agglomération principale. Qu'on se place au S. O. pour ne pas recevoir habituellement l'air qui a passé sur le village et qu'on s'éloigne même des dernières habitations; nous n'y verrions que des avantages. Peu importe, à nos yeux, que les enfants aient à parcourir quelques centaines de mètres pour gagner l'école; quand on adoptera franchement cette solution, on pourra sans grande dépense prendre un vaste terrain se prêtant aux agrandissements de l'avenir et comportant des préaux découverts assez étendus pour permettre d'y planter, sans nuire à l'éclairage des classes, des arbres qui donneront un agréable ombrage en été. On ne reculera pas non plus devant la création d'un jardin aussi vaste que possible, dont une partie serait réservée à l'instituteur et dont le reste serait cultivé par les élèves; il est très facile, avec un peu de goût, de leur faire tenir un jardin botanique. En résumé, *on ne devra pas sacrifier à la recherche d'une position centrale l'observation des précautions plus importantes d'aération et d'hygiène.*

Si les positions centrales nous paraissent un mal souvent nécessaire pour les écoles urbaines ordinaires, leur adoption nous semble condamnable à tous égards pour les internats. Qu'on mette *les écoles normales autant que possible en dehors des villes;* nous tenons à cette condition qui nous paraît la meilleure garantie de bonne aération. L'économie sur le prix d'acquisition du terrain se chiffrera par des sommes suffisantes pour donner satisfaction à d'autres prescriptions hygiéniques qui se présenteront successivement à notre attention. Pour obliger les communes et les départements à choisir des terrains conformes à nos désirs, la première mesure à prendre est de déclarer qu'*aucune subvention de l'État ne sera applicable à l'acquisition de terrains pour la construction d'écoles quelconques*, et d'exiger un minimum de 500 mètres, par exemple, pour les écoles primaires, et d'un hectare pour les écoles normales. Par ce procédé, les conseillers deviendront les payeurs, et ils y regarderont à deux fois avant de se lancer dans des dépenses d'expropriation, au lieu de choisir un terrain qui leur coûtera moins cher précisément parce qu'il sera plus loin.

On nous a objecté que l'éloignement de la ville gênerait pour recruter l'école annexe. C'est une erreur. Qu'on s'éloigne assez pour gagner la proximité d'un petit village : il y aura moyen alors de faire une école annexe à une seule classe, préférable peut-être à une grosse école pour l'instruction pédagogique des élèves-maîtres; quand l'école normale est dans une ville où toutes les écoles sont à six classes, le recrutement de l'école annexe peut être compromis.

Il est entendu qu'on devra rester assez près de la ville pour être à la portée des maîtres de l'enseignement secondaire, auxquels il est si important de confier certains cours, et pour communiquer aisément avec la préfecture et l'inspection académique. Il est à remarquer d'ailleurs que les fonctionnaires qui demandent qu'on mette les écoles normales en ville sont précisément ceux qui ont obtenu récemment l'expulsion des maîtres de l'enseignement secondaire dont l'élévation d'esprit était médiocrement goûtée par une partie du personnel de l'enseignement primaire.

Nous n'attribuons pas une importance excessive à la situation en bon air et nous savons qu'on peut se porter fort bien même au centre des plus grandes villes; mais quand on peut placer en pleine campagne des internats dont la population n'est pas acclimatée en ville (et tel est le cas des écoles normales), nous ne voulons pas qu'on dépense plus d'argent pour les mettre dans une situation moins aérée.

Nous désirons aussi qu'on évite les courettes couvertes où l'air se renouvelle mal et, pour la situation générale, les fonds de vallée, où il se produit, pendant les temps calmes de l'hiver, de vrais lacs d'air humide et glacé dont l'action est bien connue des vignerons et des propriétaires de vergers.

Dans quelques cas la nature du sol ou du sous-sol sera d'une importance décisive pour le choix de l'emplacement. Il arrive, par exemple, que dans certains terrains sablonneux les variations de hauteur de la nappe souterraine ont pour effet de mettre à sec, à différents niveaux, des dépôts organiques plus ou moins nuisibles, si bien que, d'après un célèbre mémoire de Pettenkofer, les variations des épidémies de choléra à Munich ont été toujours sous la dépendance des variations du niveau général de l'eau. *Il faut éviter de bâtir sur un terrain sableux situé en contre-bas d'une colline argileuse couverte d'habitations :* c'est en partie à une situation de ce genre qu'a été due la terrible épidémie de fièvre typhoïde de l'école normale d'Auteuil.

Il va sans dire qu'on évitera autant que possible de bâtir sur un terrain humide. En tout cas, après avoir construit les fondations en matériaux durs et en ciment, *il faut placer une assise imperméable entre le sol et le niveau du parquet;* cette assise pourra être en briques vitrifiées ou en feutre bitumé. *Le sol sera convenablement disposé pour l'écoulement des eaux de la surface et, s'il est humide, assaini par un drainage.*

Dans le cas d'un groupe scolaire, il serait désirable que l'école maternelle fût isolée. Quand elle fera partie d'un groupe scolaire, on évitera de la placer entre l'école des garçons et l'école des filles, et l'on prendra des dispositions pour que les écoles soient garanties du bruit de l'école maternelle.

Si l'on ne pense pas souvent à orienter convenablement les édifices scolaires, cela tient d'abord à ce que les auteurs des règlements sont des architectes, et n'ont généralement pas l'occasion de séjourner longuement dans les locaux qu'ils ont construits, lorsque les bâtiments ont reçu la population à laquelle ils sont destinés. Ce n'est donc pas à eux, mais aux instituteurs, que nous avons dû demander des renseignements, et les réponses sont assez concordantes pour que l'on puisse se former une opinion.

Une seconde raison de la lacune que nous signalons dans les règlements est attribuable à cette circonstance que les auteurs sont Parisiens. Le haut prix des terrains dans les grandes villes ne permet généralement pas de tenir compte des orientations : c'est à peine si, en s'affranchissant de cette question, il est possible d'assurer un emplacement suffisant à tous les services d'une école urbaine. Aussi ne prétendons-nous pas rédiger, quant à l'orientation, des prescriptions applicables dans tous les cas. Nous poserons des principes; dans les villes, on ne pourra pas toujours s'y conformer, mais nos indications resteront applicables aux trois quarts des constructions qui sont encore à faire en France.

Dans un bâtiment ordinaire, isolé, il est désirable que les quatre faces reçoivent successivement le soleil, non seulement pour bannir l'humidité des murs, mais parce que l'insolation a pour effet d'oxyder les matières organiques qui se produisent en si grande abondance dans les locaux fortement peuplés. Un proverbe italien dit : « Dove va il sole non va il medico. » Si donc un bâtiment carré devait contenir des classes en façade tous les côtés, il faudrait poser les diagonales suivant les points cardinaux, pour éviter d'avoir une face au nord; du même coup on éviterait le plein midi, qui est trop chaud en été.

Mais, en général, les bâtiments scolaires isolés affectent une forme rectangulaire plutôt que carrée, et même, quand il y a plusieurs classes et qu'on n'est pas limité par l'espace, le plus simple est de les disposer à la suite les unes des autres, sans se mettre en frais d'imagination pour faire plus mal. Les classes occupent alors un rectangle très long et la question d'orientation est relativement simple, car lorsqu'elle est résolue pour l'une des classes, elle l'est pour toutes. De plus, avec un bâtiment tout en longueur il est permis de ne plus s'inquiéter de l'orientation des pignons.

Supposons d'abord que nos classes soient toutes *à éclairage unilatéral;* dans ce cas, *il faut interdire l'exposition du nord,* absolument intolérable au rez-de-chaussée pendant une grande partie de l'année, même dans le midi de la France. Dans nos climats, *on évitera le sud et le S. O.,* trop chauds en été, et *l'on donnera la préférence au N. E. et à l'est,* pour avoir le soleil avant l'entrée des classes[1].

---

[1] Dans le Midi et en Algérie, on se trouve bien, dit-on, de l'orientation plein sud, parce qu'à midi le soleil est assez haut pour ne pas envoyer de rayons directement dans les salles.

Dans le cas, plus habituel, de l'éclairage bilatéral, une tradition trop ancienne pour que nous ayons pu en retrouver l'origine a fait poser souvent l'axe du bâtiment du nord au sud, et les classes ainsi disposées sont très agréables à habiter.

Peut-être serait-il mieux encore de placer l'axe suivant une ligne allant du N. E. au S. O. Nous y verrions l'avantage d'éviter en été la chaleur de l'ouest, de n'avoir pas de pignon plein nord et de nous défiler des vents régnants, de manière à pouvoir tenir les fenêtres ouvertes en été, même en temps de pluie. Dans cette disposition, les élèves seraient assis face au N. E., pour n'avoir jamais le soleil dans les yeux. On placerait les privés contre le pignon N. E., c'est-à-dire exactement sous le vent dominant. Le préau découvert et les portes d'entrée des filles seraient le long de la façade S. E., et par conséquent à l'abri des vents froids.

Rien n'empêcherait d'ajouter un abri couvert et même clos le long de toute cette façade, en le faisant assez bas pour ne pas nuire à l'éclairage et à la ventilation, qui auraient lieu par une rangée d'impostes situées à la droite des élèves quand ils sont assis en classe, les fenêtres étant à leur gauche.

La disposition en longueur, adoptée dans plusieurs départements, se prête facilement à l'augmentation de l'école : on la prolonge tout simplement à mesure qu'on a besoin d'une classe de plus. Le logement de l'instituteur peut se placer à l'étage ou à l'une des extrémités : M. Jost nous a signalé cette dernière disposition qui a été déjà recommandée par le Ministère et qui a pour elle la sanction de l'expérience.

Nous ne voudrions pas qu'on prescrivît l'adoption du type que nous venons de décrire, car il peut en exister de meilleurs sans que nous le sachions, mais nous dirons que dans le cas de l'éclairage bilatéral, *l'axe du bâtiment sera dirigé de préférence du N. E. au S. O. La direction de l'est à l'ouest est interdite.*

Nous savons fort bien que l'exécution de ces prescriptions rencontrera de vives résistances de la part des architectes et des municipalités, d'accord pour sacrifier tout à l'aspect extérieur. Si des considérations de ce genre devaient nous arrêter, il serait inutile de nous réunir pour fixer les règles de l'hygiène scolaire.

Quant à l'objection si souvent répétée que les mesures hygiéniques coûtent cher, elle ne s'applique pas ici. Nous avons demandé tout à l'heure que les écoles rurales fussent bâties en dehors des agglomérations; dans ces conditions, une maison bien orientée au milieu d'un vaste terrain coûtera moins cher que l'école sans préau découvert et sans jardin, développant sa façade le long de la principale rue du village.

Si quelques architectes étaient blessés du manque de symétrie qui sera souvent la conséquence d'une bonne orientation, nous leur répondrions qu'il y a précisément là une occasion pour eux de faire preuve de goût. Faute de mieux, un ou deux bouquets d'arbres convenablement placés suffisent toujours pour satisfaire l'œil, même dans le cas le plus défavorable.

Pour bien insister sur l'importance d'une bonne orientation, nous demandons que tout plan d'école porte une *légende explicative* relative à l'orientation des différents services. Actuellement beaucoup de projets importants ne portent même pas de flèches indiquant le nord.

Enfin nous venons de recevoir des documents très intéressants sur les emplacements Schreber (de Lepzig), et l'idée d'avoir de vastes espaces réservés aux écoliers, aménagés pour leurs jeux et bordés de jardinets pour les parents, qui peuvent y établir des tonnelles, paraîtrait utopique si la pratique n'était pas venue démontrer la possibilité de succès d'une pareille entreprise, dont la première idée date de 1861 et la mise en pratique de 1865.

III

VENTILATION ET CHAUFFAGE.

Nous devons avouer sans détour notre impuissance à poser, en matière de ventilation, des règles applicables à tous les cas particuliers. Les moyens à employer pour renouveler l'air dans les locaux fortement peuplés ne sont pas formulés avec précision dans les traités d'hygiène, et il suffit de mettre les pieds dans une salle de réunion quelconque pour constater l'inexpérience des architectes à cet égard. Après une laborieuse étude, la 4e Sous-Commission a constaté que de grands progrès pratiques ont été réalisés tout récemment en Angleterre et surtout en Amérique, mais elle n'a pu trouver aucun auteur où des principes directeurs fussent exposés clairement. Il en résulte que, dans notre désir de procéder logiquement, nous avons dû prendre sur nous de faire un exposé théorique tiré de notre propre fonds : cela soit dit pour excuser l'étendue que nous avons laissé prendre à cette partie de notre travail.

Tout le monde sait que l'air est rapidement vicié par la respiration et que le séjour dans une atmosphère confinée est nuisible à la santé. De plus, la contamination de l'air par les émanations des êtres vivants a pour effet de produire un état cérébral incompatible avec une attention soutenue et pouvant se manifester par une somnolence presque irrésistible.

Quand la température est la même à l'extérieur et dans la salle de réunion, il est facile d'obtenir un renouvellement d'air suffisant en ouvrant les fenêtres, si les bruits du dehors n'y portent pas obstacle. Ce procédé, le meilleur de tous quand il est permis de l'employer, présente des inconvénients sérieux pendant les fortes chaleurs, insurmontables pendant le froid.

La Commission n'a pu se former un avis suffisamment certain pour édicter des règles relativement à la ventilation d'été.

Quant à la ventilation d'hiver, le premier principe à poser, c'est qu'il est nécessaire de chauffer l'air de renouvellement des classes. La ventilation ne peut donc s'étudier qu'en relation avec le chauffage. Toutes les fois qu'on a voulu obtenir un renouvellement d'air par des procédés quelconques, en se dispensant de chauffer l'air introduit, on s'est heurté à la résistance invincible des élèves, qui préfèrent l'asphyxie imminente aux courants d'air froid qu'on introduit par les vasistas ou les ventouses.

De ce premier principe : nécessité de chauffer l'air frais, résulte une dépense de combustible d'autant plus grande qu'on opère un renouvellement plus actif. Il faut donc réduire au nécessaire le renouvellement d'air, et, à cet effet, il faut savoir quelle est la quantité d'air suffisante par heure et par personne. *Il est désirable,* d'autre part, *que la température des classes soit comprise entre 15 et 17 degrés et le degré hygrométrique entre 50 et 65 p. 0/0.* Pour les écoles maternelles, il ne faudrait pas que la température descendît au-dessous de 16 degrés.

Connaissant la capacité des poumons et le nombre des inspirations par minute, on calcule aisément que, pour les enfants, la quantité d'air consommée par chacun n'atteint pas un mètre cube pour trois heures, durée de chaque séance. Pour ce même temps, les hygiénistes les moins exigeants réclament un renouvellement de 45 mètres cubes par enfant, et quand on veut bien faire les choses, on demande au moins le double. Il faudrait donc, d'après les auteurs, fournir à chaque élève cent fois plus d'air qu'il n'en passe en réalité à travers ses poumons.

Il est nécessaire d'indiquer la raison toute simple de cette contradiction apparente.

Ne sachant pas découvrir dans l'air les principes qui en altèrent la qualité, après de nombreux essais où l'odorat leur a servi de guide principal, les hygiénistes se sont mis à peu près d'accord pour admettre la viciation de l'air dès qu'il contient une quantité d'acide carbonique supérieure de moitié à la proportion normale de 4 pour 10,000. Ainsi, au-dessus de 6 pour 10,000, l'air est considéré comme vicié. Partant de là, on a dosé l'acide carbonique dans des salles de réunion et l'on a déterminé expérimentalement le renouvellement nécessaire pour empêcher la proportion de ce gaz de dépasser 6 par 10,000. Les résultats ainsi obtenus concordent avec ceux du calcul fait en prenant pour point de départ le chiffre de la production de l'acide carbonique par personne et en admettant qu'il se produit un parfait mélange des gaz contenus à chaque instant dans la salle.

Heureusement cette hypothèse du parfait mélange n'est réalisée que si l'on ne sait pas organiser la ventilation. On sait depuis Darcet que l'air expiré, beaucoup plus chaud que l'air ambiant, monte immédiatement au plafond malgré la pesanteur de l'acide carbonique qu'il contient; la plus grande partie de cet air vicié redescend le long des murs et surtout le long des vitrages, qui sont plus froids, et il se produit un mouvement giratoire continu qui a pour effet de mélanger intimement tous les gaz contenus dans la salle. Quand on établit les orifices d'extraction près du parquet, le tirage ne se produit pas toujours dans les gaines d'échappement, et, dans le cas le plus favorable, on extrait beaucoup plus d'air pur que d'air vicié. L'idéal serait de supprimer le mouvement giratoire, de fournir l'air nouveau près de chaque habitant, de laisser monter lentement l'air vicié sans aucun remous et de l'extraire aussitôt parvenu au plafond : *C'est par le plafond qu'il faut extraire l'air vicié, et c'est par le bas qu'il faut introduire l'air nouveau, après l'avoir légèrement chauffé.* En opérant ainsi, on évite le mélange de l'air nouveau avec l'air vicié, et l'on parvient à ventiler en faisant passer à travers la salle beaucoup moins d'air que si on laisse s'effectuer le mélange complet de l'air nouveau avec l'air qui a déjà servi à la respiration.

Telle est la solution théorique de la ventilation d'hiver; nous allons rechercher dans quelle mesure elle est compatible avec un chauffage convenable.

Pour chauffer les personnes, on peut employer soit le rayonnement, soit la conductibilité, soit le transport.

De ces trois moyens, le premier est de beaucoup le plus hygiénique et le plus agréable, témoin le bien-être qu'on éprouve à se promener au soleil par une belle journée de printemps, en respirant un air frais et pur. Les cheminées, malgré la dépense considérable de combustible qu'elles nécessitent, sont préférées dans les appartements à cause de l'agrément de leur chauffage, qui agit exclusivement par rayonnement, et sans doute aussi parce qu'elles sont un puissant moyen de ventilation. Le rayonnement du foyer chauffe les personnes, les murs, les meubles, si bien qu'à leur tour toutes les parties de la chambre deviennent des sources de chaleur. Malheureusement, même avec l'économie apportée par les prises d'air qui permettent d'utiliser plus ou moins parfaitement la chaleur de la fumée, la cheminée se prête mal à l'usage des classes. Le chauffage par rayonnement ne s'obtient guère dans les écoles que par les tuyaux de vapeur ou d'eau chaude.

Le chauffage par conductibilité, utilisé par les chemins de fer sous forme de bouillottes, ne présente pour nous aucune application pratique.

Le troisième moyen, par transport de l'air chaud, est mauvais à tous égards; il est cependant des plus répandus. Les calorifères et les poêles à double enveloppe n'ont pas d'autre fonction que de chauffer l'air introduit dans les salles. Or, même si l'on emploie des appareils spéciaux pour l'humecter au degré convenable, l'air chaud est très certainement malsain à respirer : c'est la surface des individus et non l'intérieur de leurs poumons qu'il faut maintenir à une température suffisante. Si l'on emploie des calorifères, c'est parce qu'il n'existe pas de moyen plus économique de chauffer les murs et les objets contenus dans les salles : ces appareils chauffent l'enceinte en y apportant la chaleur du foyer par le mouvement de l'air, qu'il est si facile de transporter. Cela est tellement vrai que dans les établissements bien organisés on allume le calorifère longtemps avant l'arrivée du public; on établit d'abord la circulation d'air de manière à faire repasser à plusieurs reprises l'air des salles à travers l'appareil, de manière à le chauffer fortement; puis, au moment de l'entrée du public, on ouvre les cheminées d'appel de l'air vicié et on laisse tomber le feu pour ne plus introduire que l'air nécessaire à la ventilation et en lui donnant une température modérée.

En appliquant les formules de Péclet, nous avons calculé que dans une classe de dimensions ordinaires et contenant le nombre d'élèves réglementaire, si toutes les issues sont fermées, malgré le froid le plus rigoureux, la chaleur dégagée par la respiration des élèves suffit pour compenser le refroidissement qui se fait à travers les murs et le vitrage. Si l'on mettait en doute l'exactitude des formules, il suffirait de remarquer qu'en effet, dans une classe parfaitement close, il ne fait jamais froid quand on laisse tomber complètement le feu. S'il se produit un supplément de chaleur par les appareils d'éclairage, le thermomètre monte rapidement. Qui n'a souffert de la température excessive des salons parisiens au cœur de l'hiver, dans les soirées où l'assistance est tant soit peu nombreuse? Et cependant il y a dans toutes les pièces des cheminées où l'on a eu soin de ne pas faire de feu et qui doivent ventiler plus ou moins énergiquement. Il vient un moment où l'on se décide à évacuer entièrement le salon pour ouvrir largement les fenêtres : après dix minutes, la température est redevenue excessive, par suite de la chaleur emmagasinée dans les murs. Dans les lieux de réunion, le chauffage doit donc avoir pour seule fonction d'empêcher la ventilation de produire un refroidissement excessif.

Pour empêcher l'atmosphère de se vicier et de s'échauffer au point d'être incommode, on a souvent recours à des vasistas; mais quelles que soient les précautions prises, les personnes qui reçoivent directement l'air extérieur se révoltent à bon droit et font bientôt fermer les carreaux, à moins d'avoir le droit de changer de place ou d'être sous le joug de la discipline, comme les écoliers. Des rhumes, des maladies pulmonaires mortelles, *beaucoup de maux d'oreilles,* bien plus graves et plus nombreux qu'on ne pourrait le supposer, *sont attribuables à l'emploi des vasistas,* qui sacrifient la santé d'une partie des élèves. Il finit par se faire des transactions; à mesure qu'un élève est enrhumé, on en met un autre près de la terrible prise d'air, et l'on n'ouvre que juste assez pour empêcher l'ensemble de la classe d'être asphyxié.

Un bon chauffage doit atteindre le double but de *porter les murs à une température élevée avant l'entrée des élèves et d'empêcher le renouvellement de l'air d'incommoder aucun d'eux.*

Malgré l'établissement des meilleurs appareils et malgré la surveillance la plus assidue, nous ne pensons pas qu'on puisse actuellement compter sur une parfaite ventilation des classes; il faut donc, en toute saison, exiger qu'on y établisse un courant d'air à chaque interruption du travail. Aux termes de l'article 7 de l'arrêté du 18 juillet 1882, chaque classe est coupée par une récréation d'un quart d'heure, et nous demanderons plus loin des repos plus nombreux pour les jeunes enfants. Quelque temps qu'il fasse, il est nécessaire qu'à chaque interruption les enfants quittent la classe et que toutes les fenêtres soient ouvertes. Si l'on craignait qu'il n'en résultât un refroidissement trop marqué de la salle, nous répondrions qu'il suffit d'une aération de quelques secondes. En effet, en règle générale, les classes prennent jour des deux côtés; les fenêtres étant ouvertes, il suffit d'un vent tout à fait insensible d'un mètre par seconde, pour qu'en moins d'une minute l'air de la classe soit totalement renouvelé. Nous poserons donc cette règle, qu'*à chaque interruption, toutes les fenêtres doivent être ouvertes largement; leur fermeture aura lieu dans le même ordre que leur ouverture.* Le temps nécessaire pour retourner à la fenêtre ouverte en premier suffit amplement pour que la classe ait été aérée. Bien entendu, par les temps doux, les fenêtres pourront rester ouvertes pendant toute la durée des récréations; ce sera pour le mieux. *Les fenêtres des dortoirs et des réfectoires resteront ouvertes pendant plusieurs heures par jour.*

C'est avec intention que nous avons réservé jusqu'ici la question du cube d'air que la classe doit posséder par tête d'enfant. On sait combien l'obtention d'un cube déterminé est grosse de charges pour le budget. Par une coïncidence tout à fait fâcheuse, la loi mémorable du 28 mars 1882, édictant l'obligation de l'instruction primaire, avait été précédée du règlement pour la construction des maisons d'école, mis en vigueur par l'arrêté du 17 juin 1880. Ce règlement, annulé par l'article 17 de l'arrêté du 27 juillet 1882, exigeait, entre autres conditions ruineuses, un cube d'air de 5 mètres par élève et ne contenait aucune prescription relative à la ventilation. Puisque les écoles avaient été construites en se contentant de 4 mètres cubes par classe, le règlement, par sa nouvelle exigence, rendait inacceptables d'un trait de plume presque toutes les écoles existantes. Tout en désirant une *hauteur sous plafond de 4 mètres et une superficie de 1^m 50 par classe,* nous affirmons qu'on peut se contenter, dans les écoles existantes et pour les appropriations, d'une *superficie d'un mètre* et d'une *hauteur de 3^m 30.* Ce dernier chiffre est tiré de la circulaire transmissive de l'arrêté du 14 juillet 1858. Nous voudrions qu'il fût également adopté pour les écoles maternelles. Dans tous les cas, il faut pourvoir à la ventilation [1].

Il est facile de calculer que, dans un espace clos, pour que l'air reste parfaitement respirable après une heure, il faut, non pas cinq, mais *100* mètres cubes par personne. Le cube de la classe devrait donc être de 300 mètres par élève, si l'on comptait exiger un séjour de trois heures sans aucun renouvellement. Admettons que ces chiffres, géné-

---

[1] Dans aucun pays il n'existe de règlement exigeant 5 mètres cubes pour les enfants de moins de quatorze ans. Le Wurtemberg exige 3 mètres cubes, la Prusse 3,9, le school-board de Londres 4,3. La hauteur sous plafond doit atteindre 3,2 (Prusse), 3,4 (Wurtemberg); toutes ces dimensions sont inférieures à celles qui sont exigées depuis bien longtemps en France.

ralement acceptés par les hygiénistes, soient excessifs; admettons aussi que les joints des portes et fenêtres et la porosité des murs aient pour effet d'amener un renouvellement d'air important, et que nous pourrions chiffrer au besoin, il n'en reste pas moins acquis qu'en donnant 5 mètres au lieu de 4, on n'a pas amélioré notablement la situation, tout en engageant les communes, les départements et l'État dans des dépenses dont personne ne saurait prévoir le total.

Les rédacteurs du règlement n'ont pas compris en quoi des règles de ventilation applicables aux lieux de réunion diffèrent d'avec celles qui suffisent pour les habitations bourgeoises. Un particulier pourra passer toute sa journée dans une chambrette de 25 mètres cubes sans être incommodé; il a pour lui tout seul un cube cinq fois plus grand qu'il n'en est accordé aux écoliers, et surtout, par les joints de la porte et de la fenêtre, un afflux permanent d'air frais, commandé par l'appel de la cheminée ou du poêle. Dans une classe de quarante élèves, ajouterez-vous quarante portes et quarante fenêtres, et ferez-vous un appel d'air par quarante cheminées? Nous hésitions à expliquer des choses aussi évidentes, mais puisqu'elles n'ont pas été saisies jusqu'ici par les architectes chargés de construire les écoles, nous sommes dans la nécessité d'insister.

S'il existe parmi les hygiénistes quelques divergences sur le cube d'air frais nécessaire par heure et par habitant, tous admettent que le chiffre du renouvellement ne dépend en aucune façon du cube de la salle. *La seule utilité du cube est de permettre que le renouvellement puisse se faire sans courants trop violents;* si l'on demande un renouvellement de 15 mètres cubes par heure et par personne, on fait passer à travers une salle de 5 mètres trois fois son volume d'air, tandis que l'air devra être renouvelé cinq fois dans le cas où le cube ne serait que de 3 mètres par habitant.

Cette condition de cinq renouvellements étant parfaitement réalisable, *on peut conserver les classes anciennes dont le cube atteint 3 mètres par élève, tandis que dans les constructions nouvelles il est suffisant d'exiger 4 mètres. Mais dans toutes les classes et études il faut exiger l'installation d'un système de ventilation continue au moyen d'air chauffé.*

La Commission ne se croit malheureusement pas en état de poser le chiffre exact du renouvellement minimum, et elle pense que de nouvelles études seront nécessaires pour arriver à posséder des indications précises sur ce point. Il faut remarquer en effet qu'un renouvellement beaucoup moins actif suffit dans le cas d'une ventilation bien combinée, où l'air vicié s'échappe constamment par le plafond, sans redescendre se mêler à l'air frais. L'air réellement consommé par enfant, nous l'avons dit plus haut, ne mesure pas 1 mètre cube pour trois heures. Si, comme dans la plupart des cas, on laisse se produire un mélange de tout l'air de la salle, nous croyons faire preuve d'une grande modération en demandant un *renouvellement de 15 mètres cubes par élève et par heure.*

On peut encore formuler les règles de ventilation sous une autre forme et exiger que *la gaine d'appel mesure 1 décimètre carré par trois enfants* et que les bouches d'arrivée aient une section au moins égale à celle de la gaine d'appel.

La Commission s'est volontairement abstenue d'entrer dans des détails d'exécution minutieux; dans l'état actuel des choses, une réglementation précise serait prématurée; il faut montrer le but à atteindre et laisser aux constructeurs le soin d'étudier les modèles qu'ils trouveront à l'étranger et les auteurs qui ont écrit sur la matière. Il est à espérer que bientôt des essais suffisamment nombreux auront été faits pour permettre à l'Administration de désigner quelques installations dignes de servir de modèles aux architectes et aux entrepreneurs.

Il ne faut pas croire d'ailleurs que rien n'ait été fait jusqu'ici en France dans la direction que nous indiquons. La Commission a constaté le parfait fonctionnement des appareils installés au petit lycée Condorcet par MM. Geneste et Herscher, sous l'habile direction de M. Le Cœur; si ce n'était la dépense, qui paraît élevée, il n'y aurait rien à critiquer dans ce système, et nous n'hésitons pas à proclamer la supériorité du chauffage par la vapeur, qui seul remplit toutes les conditions théoriques exposées dans ce qui précède.

On a vu plus haut que dans les lieux de réunion il se produit un mouvement ascensionnel de l'air qui redescend le long des murs et des vitrages. L'air vicié, ainsi redescendu, est respiré de nouveau et remonte au plancher pour continuer indéfiniment ce mouvement giratoire et se mêler à l'air pur qu'on introduit dans l'enceinte. Dans les installations à la vapeur, pour éviter cette circulation et ce mélange, on ne manque jamais de placer un tuyau de vapeur au pied de chaque mur et d'établir au bas de chaque fenêtre une batterie à travers laquelle se réchauffe l'air extérieur avant d'entrer dans la pièce. Cet air, modérément chaud, contre-bat le courant descendant et empêche le mélange de s'opérer.

Quand nous avons visité le petit lycée Condorcet, toutes les classes étaient rigoureusement à la même température, et malgré la petitesse des bouches d'extraction, même après l'allumage du gaz, l'atmosphère nous a paru excellente partout. L'entrée de l'air par les soubassements des fenêtres avait lieu avec une vitesse assez réduite et une température assez bien réglée pour ne causer aucune incommodité aux élèves les plus rapprochés de ces ouvertures.

Dans tous les chauffages par appareils centraux, on emploie des cheminées d'appel pour extraire l'air vicié; quand le système est assez bien combiné pour qu'on puisse mettre les orifices d'extraction au plafond, les cheminées d'appel fonctionnent spontanément : c'est presque une superfétation que d'y mettre quelques becs de gaz.

Dans les installations où, d'après les idées du général Morin, l'extraction de l'air vicié se fait près du parquet, et l'introduction de l'air chaud par le plafond, il faut une dépense de gaz formidable dans les cheminées d'appel, et comme on extrait des masses d'air pur pour entraîner assez d'air vicié, le problème de l'entrée de l'air pur devient presque insoluble : il faut introduire par en haut des torrents d'air très modérément chauffé. Nous avons visité le chauffage du Conseil d'État, installé avec tout le talent possible par M. de Chabrol, d'après les indications de M. Tresca, et nous avons constaté qu'on était obligé de chauffer préalablement la salle en introduisant l'air chaud par le bas pendant plusieurs heures. Malgré les soins permanents d'un fonctionnaire spécial, l'air ne veut pas se mouvoir contrairement aux lois de la physique, et les conseillers d'État se plaignent d'avoir la tête échaudée et les pieds gelés.

Après le chauffage par circulation de vapeur, on peut recommander celui par circulation d'eau chaude, qui est cependant moins élastique.

Le système de chauffage central le plus employé sur notre continent est le calorifère, dont on a beaucoup médit, sans doute parce qu'il est généralement mal appliqué. Les constructeurs ont oublié la prescription de Darcet, d'après laquelle l'air sortant des bouches de chaleur ne devrait pas avoir une température supérieure à 20 degrés. L'enquête faite en Bavière par Bezold et Voit conclut à admettre sans hésitation l'emploi des calorifères, qui sont économiques et pourvoient à la ventilation.

Quand on emploiera les calorifères, on évitera autant que possible de les construire en métal, le chauffage devra se faire par de grandes quantités d'air à 30 degrés au maximum, on prendra des précautions pour l'humidification de l'air, et les bouches d'admission seront placées au bas des fenêtres. Les orifices d'évacuation seront placés en bas et en haut de la paroi, les derniers devant être employés de préférence, tant que la température ne s'abaissera pas trop.

Après avoir recommandé la vapeur pour les grandes installations et le calorifère pour les installations moyennes, il faut bien nous résigner à l'emploi des poêles pour les petites écoles, malgré les graves inconvénients qu'ils présentent. Le malaise incontestable et la mauvaise odeur que cause le poêle à feu nu ne sont sans doute pas attribuables au passage de l'oxyde de carbone à travers la fonte portée au rouge. La mauvaise odeur paraît provenir de la calcination de particules organiques flottant dans l'air : rien ne prouve qu'elle soit nuisible. Quant au malaise causé par les poêles, nous l'attribuons, avec M. Coulier, à la dessiccation de l'air et aussi à l'absence de ventilation.

Depuis Francklin, tous les pays ont vu surgir d'innombrables systèmes de ventilation actionnés par les cheminées ou les poêles; la multiplicité de ces systèmes démontre qu'aucun n'est absolument satisfaisant. La difficulté réside en ce que l'air frais, après s'être réchauffé dans la double enveloppe de l'appareil, monte avant d'avoir servi à la respiration. Si les orifices d'extraction sont au plafond, ils aspirent cet air nouveau qui a été inutilement chauffé; s'ils sont en bas, ils ont grande chance de ne pas fonctionner. Il ne suffit pas de figurer des flèches sur un projet pour que l'air consente à suivre la direction qu'on lui assigne. Dans la construction des poêles, on doit s'appliquer à disposer les bouches de chaleur aussi bas que cela se peut sans cesser d'avoir un tirage suffisant et tâcher de donner une direction descendante à l'air qu'elles émettent[1]. Quant aux gaines d'extraction, une disposition recommandée est d'y pratiquer deux ouvertures, l'une en haut et l'autre en bas, com-

---

[1] Le modèle de Douglas Galton à tuyau de fumée passant sous le parquet et le poêle nouvellement expérimenté dans quelques écoles de Paris, à tuyau presque horizontal longeant le bas du vitrage, nous paraissent actuellement s'approcher le plus du but.

mandées par deux trappes rendues solidaires au moyen d'une tige rigide : le maître est alors obligé d'ouvrir l'une d'une quantité égale à celle dont il condamne l'autre. Malgré toutes ces indications, la 1re Sous-Commission n'hésite pas à dire que *dans tous les cas où cela sera possible on devra préférer, pour le chauffage des écoles, un appareil général à des appareils particuliers.*

Si les hésitations de la pratique nous empêchent encore ici de formuler des indications détaillées sur l'emploi des poêles, nous pouvons du moins demander un minimum de garanties, ainsi défini :

Les clefs des tuyaux de poêles sont interdites; le réglage du feu doit se faire au moyen du cendrier. Tout poêle sera muni d'une grande bassine contenant de l'eau. L'usage du poêle est interdit dans les écoles où il n'existe pas de gaine pour l'évacuation de l'air vicié (1).

Jusqu'ici nous n'avons parlé que de la ventilation des classes : pour les ÉCOLES PRIMAIRES et les ÉCOLES MATERNELLES il faudra, d'après les mêmes principes, veiller à l'aération des préaux couverts et des corridors. Le *vestiaire* mérite une mention spéciale : il serait très désirable qu'il fût *chauffé* fortement et par de l'air aussi sec que possible quand les enfants y auront déposé des vêtements mouillés; mais ce chauffage serait absolument sans utilité si l'on n'y joignait pas un appel d'air énergique.

Les *privés* doivent également être ventilés, surtout s'ils ne sont pas séparés du bâtiment principal; et comme ils ne sont pas chauffés, il sera bien, dans les écoles urbaines, d'entretenir *dans la gaine d'aérage un bec de gaz* constamment allumé. Dans nombre d'écoles américaines, les privés sont chauffés pour que, pendant les froids, les enfants ne soient pas tentés de résister à l'accomplissement de leurs besoins naturels, ce qui présente en effet les plus sérieux inconvénients.

Il nous reste à parler des locaux spéciaux aux internats et notamment aux ÉCOLES NORMALES.

---

(1) Dans plusieurs pays, les clefs sont interdites; à Berlin, elles ne sont même pas tolérées dans les habitations particulières. Pour leur remplacement, et pour l'indication de la bassine d'eau, voir Coulier (*Ventilation économique et chauffage des cafés, salles d'asile*, etc.; Lille, 1872, imprimerie L. Danel); voir aussi l'article *Chauffage*, du même auteur, dans le Dictionnaire encyclopédique des sciences médicales.

S'il y a des salles d'étude, elles doivent être ventilées avec autant de soin que les classes, car si le cube d'air est généralement un peu plus grand, par compensation le séjour des élèves y est plus prolongé. Nous pensons d'ailleurs que dans les écoles normales neuves le plus simple et le plus économique est de ne pas faire de salles d'étude. Nous comprenons parfaitement la nécessité de ces salles dans les lycées; en l'absence des externes, on peut réunir plusieurs classes dans une seule étude et simplifier ainsi les services d'éclairage, de chauffage et de surveillance. *Trois classes contenant chacune une promotion, une salle de dessin calculée pour deux promotions, un amphithéâtre de physique et de chimie pouvant contenir les trois promotions, une salle pour le chant et la géographie, des hangars pour les manipulations chimiques et les travaux manuels,* il n'en faut pas davantage.

Si l'on veut qu'un seul surveillant suffise pour les trois années, rien de plus simple que de mettre entre les classes des doubles portes, fermant bien, pour amortir le bruit, et qu'on laissera ouvertes pendant l'étude; le surveillant se tiendrait dans la salle du milieu et circulerait au besoin, dans le cas tout à fait rare où la discipline l'exigerait. Les élèves-maîtres, en somme, sont assez raisonnables pour que la moindre surveillance puisse suffire.

Exigeant qu'une école normale soit pourvue d'un bon système de ventilation, nous pouvons nous contenter d'une *superficie de 1^{m},50 par élève pour les classes,* la hauteur sous plafond ne devant pas être inférieure à 3^{m},50.

La brièveté du séjour des élèves au réfectoire permet de se dispenser à la rigueur d'y établir une ventilation : qu'on ouvre les fenêtres un instant avant le repas et qu'on les ouvre de nouveau aussitôt après, et l'on aura une situation tolérable.

Au contraire, pour les dortoirs, nous avouons notre impuissance à obtenir un résultat satisfaisant, à moins de recourir à la solution dispendieuse d'un léger chauffage permanent de l'air de renouvellement pendant les temps froids. C'est peut-être sous le climat de Paris qu'il est le plus difficile de prendre une détermination convenable à cet égard. Sous un ciel plus rigoureux, on n'hésitera pas à établir un système de chauffage, et dès lors il devient facile de ventiler. Sous un climat plus doux, on peut ventiler en admettant l'air du dehors avec des précautions convenables pour l'empêcher de venir frapper directement les habitants. Bien qu'il n'en soit fait mention dans aucun auteur, il nous semble que la question de la hauteur des lits au-dessus du sol est absolument solidaire du problème de la ventilation. Les Anglais, qui ventilent au moyen d'un très grand nombre de petits orifices placés dans la corniche, ont été conduits à employer des lits extrêmement bas, sans doute pour éloigner le plus possible les dormeurs du courant d'air qui s'établit près du plafond sous l'influence des vents extérieurs et qui enlève les couches supérieures de l'air de la salle. Dans le cas où l'on tenterait de ventiler en laissant l'air frais entrer à ras du parquet, il y aurait sans doute avantage à employer des lits aussi hauts que possible. Un essai de ventilation par introduction d'air frais à ras du parquet, fait cette année par M. Vieillot, directeur de l'école normale d'Auxerre, paraît avoir donné de bons résultats, même sans exhausser les lits; mais on ne peut se prononcer encore, l'hiver 1883-1884 ayant été exceptionnellement doux.

En attendant qu'on soit bien fixé sur ces questions difficiles, la 1re Sous-Commission pense qu'un cube de 25 mètres est désirable et elle admet un *cube d'air de 16 mètres comme minimum* pour les dortoirs.

Elle accepte parfaitement la disposition mettant au rez-de-chaussée des salles à double destination de classes et d'études et superposant trois étages de dortoirs pour les trois promotions : cet arrangement permet évidemment de construire à peu de frais des écoles normales convenables.

Il va sans dire qu'à tous égards le mieux est d'éviter les internats; la moindre chambrette en ville est préférable à une case dans le plus luxueux des dortoirs, et si nous ne connaissions pas l'acharnement de la routine, nous demanderions la transformation en externats des écoles normales d'instituteurs, dans l'intérêt des mœurs et de la santé des élèves.

On nous signale, au moment où nous corrigeons cette dernière épreuve, l'avantage qu'il y aurait à entretenir des plantes dans les écoles. Nous pensons en effet que certaines plantes d'appartement (dracéna, phœnix, palmier nain, etc.) s'altérant très rapidement quand on les maintient dans une atmosphère trop sèche, leur présence dans une salle de classe est une garantie de l'entretien d'un degré hygrométrique convenable.

IV

HYGIÈNE DE LA VUE.

Par arrêté du 1er juin 1881, une Commission, composée de MM. Gariel, Gauthier-Villars, Gavarret, G. Hachette, E. Javal, G. Masson, de Montmahou, Panas et M. Perrin, avait été chargée de rechercher les causes du progrès constant de la myopie parmi les écoliers et d'indiquer les remèdes à une situation qui va empirant de jour en jour. Le rapport, rédigé par M. Gariel au nom de cette Commission, a soulevé en France des protestations assez vives dont il importait d'examiner d'autant plus sérieusement la portée qu'elles émanaient de maîtres d'écriture et de fonctionnaires de l'enseignement primaire, tandis que la Commission avait été composée en grande majorité de médecins et d'éditeurs. D'autre part, les nombreux emprunts faits à ce rapport par les Commissions analogues qui ont été instituées depuis dans plusieurs pays et la notoriété spéciale des membres de la Commission de 1881 autorisaient la 3e Sous-Commission à prendre pour base de ses travaux le rapport de M. Gariel.

La présence, dans la Sous-Commission, de MM. Brouard, Creutzer, Cuissart, Gréard, Jacoulet, Lenient, de Montmahou, Mme Delabrousse et Mlle Fleury, en même temps que celle de la plupart des membres de la Commission du 1er juin 1881, a permis d'établir un sérieux débat contradictoire entre les intérêts de l'hygiène oculaire et ceux de la pédagogie. Il s'est établi finalement un accord unanime d'autant plus remarquable qu'il était inespéré; en somme, la Sous-Commission de l'hygiène de la vue n'a guère modifié les conclusions de la Commission spéciale de 1881; elle a donné sur les cartes murales et sur l'enseignement simultané de la lecture et de l'écriture quelques indications nouvelles qui seront reproduites plus loin.

Il faut admettre tout d'abord que *la myopie* se déclare le plus souvent en dehors de toute prédisposition héréditaire et qu'elle est, au moins dans une certaine mesure, *la conséquence des conditions du travail dans les écoles.* Cette proposition fondamentale a été vivement contestée par plusieurs membres de la Sous-Commission. Pour les convaincre, M. le docteur Bertrand, directeur adjoint du laboratoire d'ophtalmologie de l'École des hautes études, a bien voulu examiner sommairement plus de cinq cents élèves en présence de deux membres de la Commission; tous les doutes furent levés aussitôt. En effet, parmi cent six élèves de la première année du cours élémentaire, il ne se rencontra pas un seul myope, tandis qu'il y en avait onze parmi soixante-six élèves du cours supérieur.

Ce qui fait croire à l'existence de la myopie chez les jeunes enfants, c'est qu'un grand nombre se tiennent très près du livre ou du cahier, comme s'ils ne pouvaient pas voir assez en s'éloignant. Pour tous les élèves du cours élémentaire qui étaient dans ce cas, M. Bertrand fit faire un essai de lecture à bout de bras; sans aucune exception, les enfants purent lire couramment à cette distance. Ce n'est donc pas la myopie qui est cause de la mauvaise attitude des enfants.

Au contraire, *c'est la mauvaise attitude prolongée qui cause la myopie.* Les recherches faites par ordre de la Sous-Commission ont permis de constater des myopes d'autant plus nombreux que l'examen portait sur des classes plus avancées. Cela était prévu, mais une nouvelle confirmation a été nécessaire pour entraîner l'opinion de tous les membres et pour démontrer que *la myopie se produit souvent après la première année du séjour à l'école.*

Étant démontré que la myopie prend naissance, chez les enfants prédisposés, quand ils ont pris l'habitude de regarder de près leurs livres et leurs cahiers, il importe de combattre les causes qui amènent cette habitude, et dont les principales sont un éclairage défectueux, un mobilier scolaire mal disposé, des méthodes d'écriture incompatibles avec une bonne attitude de l'écrivain, l'emploi de livres imprimés trop fin. *La distance des yeux aux livres ne devra jamais dépasser 25 centimètres à l'école maternelle et 33 centimètres à l'école primaire.*

Éclairage des classes. — Parmi les causes de myopie, la plus anciennement signalée est l'éclairage défectueux des locaux scolaires. On accepte partout aujourd'hui le principe évident qui, par une étrange aberration, n'avait pas été posé avant 1880, et d'après lequel le problème de l'éclairage d'une classe est résolu quand il fait suffisamment clair à la place la plus sombre. Toutes les personnes compétentes admettent aussi actuellement qu'on ne peut compter sur l'éclairage de reflet envoyé par les murs du vis-à-vis. La discussion ne porte plus que sur l'étendue de ciel la plus petite dont on puisse se contenter; et après avoir examiné les possibilités, nous nous réduisons à demander qu'un *œil placé au niveau de la table à la place la moins favorisée puisse voir directement le ciel dans une étendue verticale de 30 centimètres au moins, compté à partir de la partie supérieure des fenêtres. Dans l'application de cette règle, il ne faut pas tracer l'épure d'après l'état actuel, mais en admettant que le propriétaire d'en face use de son droit en construisant à la hauteur admise par les règlements dans les villes, ou par l'usage dans les communes rurales.*

La Commission n'a point à intervenir dans la discussion sur les mérites de l'*éclairage unilatéral ou bilatéral;* tout en préférant le second, l'accord s'est fait à peu près unanime pour accepter l'unilatéral, mais alors seulement qu'il permet de donner un éclairage bien supérieur au minimum exigé ci-dessus ou quand il est impossible de prendre des jours par deux faces du bâtiment. Le bilatéral peut toujours se transformer en unilatéral, tandis que le contraire est généralement impossible. Le système qui admet des fenêtres à la fois à gauche des élèves et derrière eux est appliqué depuis bientôt vingt ans dans un grand nombre d'écoles autrichiennes et ne donne lieu à aucune plainte; bien qu'il ne soit pas agréable pour les maîtres, on ne saurait le proscrire. Quand les jours pris derrière les élèves sont hauts, ils sont utiles, et la gêne pour les maîtres doit être d'autant plus négligeable que l'instituteur n'a guère à séjourner dans sa chaire.

En théorie et en pratique, l'*éclairage par un plafond vitré est le meilleur;* les constructeurs d'écoles trouveront auprès des ingénieurs les indications pour établir cette disposition en évitant les inconvénients des vitrages ordinaires, lesquels sont absolument intolérables en temps de neige et surtout en été. Cet éclairage est particulièrement recommandable pour les *écoles maternelles,* où la question de la quantité de lumière est seule en jeu; dans ces écoles, *l'éclairage unilatéral doit être proscrit sans hésitation.*

Il n'y a pas lieu d'appliquer l'éclairage différentiel, transaction entre l'unilatéral et le bilatéral qui consiste à mettre des fenêtres plus étroites à la droite qu'à la gauche des élèves. Quand les enfants les plus éloignés des fenêtres de gauche ne sont pas assez éclairés, il n'y a pas de raison pour ne mettre que des fenêtres étroites à leur droite, de manière à laisser dans l'ombre ceux qui sont entre ces fenêtres. *Cependant, quand l'éclairage sera forcément inégal, on s'arrangera de manière que la lumière la plus abondante vienne de gauche.* Quand il est insuffisant, on peut, d'après la proposition de D. Brewster, l'améliorer par l'emploi de vitres dépolies.

Il ne faut pas pousser à l'extrême la réduction de la largeur des trumeaux, qui a pour effet de rendre la salle beaucoup trop sensible aux effets de la température extérieure, surtout quand les vitres sont en verre mince; ce n'est pas la largeur, mais la hauteur des baies qui donne la lumière. La largeur des trumeaux prise précisément égale à celle des fenêtres est très convenable pour la manœuvre des persiennes. Il n'y aurait aucun inconvénient à monter le mur plein jusqu'à $2^m,50$ ou 3 mètres au-dessus du parquet; l'essentiel est de *réduire au minimum la hauteur des linteaux.*

Il paraît préférable d'*éviter les stores en étoffe rayée.* Quand on ne sera pas arrêté par la dépense d'entretien, on les posera extérieurement, pour mieux arrêter la chaleur, et nous signalons comme très avantageuse la disposition dans laquelle le rouleau du store est placé à la partie inférieure ou médiane de la fenêtre.

Quant à l'*éclairage de nuit,* quoi qu'on fasse, il péchera toujours par insuffisance; les évaluations les plus modérées estiment l'éclairage solaire à cent mille bougies distantes d'un mètre. On ne peut pas espérer obtenir, la nuit, plus de trois ou quatre bougies. C'est une raison de plus pour ne pas surcharger les enfants de travaux à faire à domicile.

La loi de décroissance proportionnelle au carré des distances enseigne que, pour obtenir un éclairage passable sans une dépense formidable de luminaire, *le mieux serait de donner à chaque élève une lampe basse* qu'on munirait d'un abat-jour, mais une installation de ce genre ne pourrait guère être acceptée à cause de sa complication.

Le *gaz* ne présente aucun inconvénient lorsqu'on fait usage de becs circulaires munis de cheminées de verre et de régulateurs maintenant la flamme à une hauteur constante. Si l'on ne peut donner un foyer à chaque élève, les becs devront être placés au moins à $1^m,80$ au-dessus du sol, pour éviter de chauffer par radiation directe la tête des jeunes gens. Il faut *un bec par six élèves,* au minimum. Si la ventilation générale de la salle ne se fait pas par des orifices voisins du plafond, il faut ménager au-dessus de chaque bec un tuyau pour l'évacuation des produits de la combustion, comme dans les becs Siemens.

L'éclairage électrique par incandescence évite certainement en totalité l'inconvénient provenant de la viciation de l'air et diminue dans une notable mesure l'échauffement. Il semble, autant que l'on peut en juger après des observations dont la durée n'est pas encore bien longue, que ce mode d'éclairage ne présente, à clarté égale, aucun inconvénient pour la vue.

Mobilier. — Depuis les recherches faites en Suisse par Guillaume et par Fahrner, on sait qu'il faut construire le mobilier de manière à rendre possible une attitude correcte pendant l'acte d'écrire, et que ce résultat ne peut être obtenu qu'en observant les conditions suivantes : Il faut d'abord que le mobilier soit à *distance négative*, c'est-à-dire que la table surplombe le banc, tandis que les vieux mobiliers sont tous à *distance positive* pour permettre aux élèves de se lever sans être gênés par la tablette. Si l'on ne donne pas de mobilité, soit au banc, soit à la tablette, cette condition conduit à n'employer que des mobiliers à une ou à deux places. La seconde condition consiste à établir entre la tablette et le siège, une *différence de hauteur* telle que l'avant-bras vienne se poser horizontalement sur la tablette quand on laisse pendre le bras sans effort. Dans les mobiliers anciens, la tablette est généralement beaucoup trop haute, ce qui oblige les jeunes enfants à écarter le coude en écrivant. La troisième condition consiste à établir un *dossier* assez voisin de la table et assez droit pour que l'élève puisse y prendre un point d'appui pendant qu'il écrit. La quatrième condition est de mesurer la *distance entre le siège et le sol* ou la barre d'appui, de telle sorte que les pieds soient posés à plat. Les trois dernières conditions ont pour conséquence fâcheuse l'obligation d'adapter le mobilier à la taille des élèves, soit au moyen de pièces mobiles, soit en disposant d'un certain nombre de types qu'on puisse distribuer entre les élèves, selon leur taille. Enfin une cinquième condition est de donner une certaine *pente au pupitre.*

Après avoir ainsi énuméré les conditions nécessaires et suffisantes pour qu'un mobilier scolaire permette aux enfants de se tenir facilement droits en écrivant, nous nous hâtons d'ajouter que la très grande majorité des élèves se tiennent mal dans les écoles de Paris, malgré toutes les admonestations des maîtres les plus soigneux. Le mobilier parisien étant passable, cela prouve qu'il faut chercher ailleurs la cause des mauvaises attitudes et de la myopie : on verra tout à l'heure qu'elle réside surtout dans les mauvaises méthodes d'écriture.

Prenant pour base la division de l'école maternelle en trois sections, demandée par la 5e Sous-Commission (p. 77), la 3e et la 5e Sous-Commission, dans la conclusion n° 58, posent des *limites à l'exercice prématuré de la lecture et de l'écriture.*

Il est difficile de savoir si, en somme, l'introduction de tables dans les classes a été un bien. La myopie est à peu près inconnue chez les talebs orientaux, qui écrivent accroupis en tenant le cahier dans la main gauche, et nous voyons peu de myopes parmi les générations qui ont reçu l'enseignement secondaire dans des classes dépourvues de tables. *Tant que les enfants n'ont pas à employer de papier, le mieux est de ne pas leur donner de tables pour écrire et pour dessiner;* c'est le moyen le plus certain de les empêcher de regarder de trop près. Les tables Frœbel ne doivent jamais servir pour écrire.

C'est ici le lieu de dire que la 2e Sous-Commission a été saisie par son président, M. le professeur M. Perrin, de l'examen d'un appareil imaginé par lui et destiné à empêcher l'élève de prendre une position défectueuse. Il se compose d'une baguette de bois horizontale soutenue par des montants et qui doit servir d'avertisseur automatique; chaque fois que l'élève vient à pencher sa tête il se heurte à la baguette, qui l'empêche ainsi de se placer à une distance trop faible. Il est entendu que si l'enfant est déjà myope, il a été pourvu de lunettes lui permettant de lire sans efforts et sans fatigue à la distance normale. L'appareil a fonctionné à l'école normale du boulevard des Batignolles; aucune des élèves ne s'en est trouvée gênée, et les membres de la 4e Sous-Commission qui ont assisté à ces expériences sont unanimes à le constater. Il serait possible d'introduire dans chaque école quelques appareils de ce genre; les élèves qui ont une tenue défectueuse seraient seuls placés à ces bancs jusqu'à ce qu'ils se soient habitués à une position correcte et régulière. Depuis que ces expériences ont été faites, on nous a signalé un appareil analogue construit à très bas prix par la maison Soennecken (de Bonn).

Des dispositions de ce genre, si bonnes soient-elles, ne peuvent pas être l'objet d'une recommandation expresse de la part de l'Administration. Il nous suffit de signaler l'existence de moyens simples et sûrs grâce auxquels les maîtres pourront obtenir que les enfants se tiennent droits et ne soient pas exposés à contracter la myopie et la scoliose (déviation de la colonne vertébrale).

Il faut *rejeter* tous les *systèmes de tablettes inclinées pour supporter les livres* pendant la lecture. Quand le jour est insuffisant, surtout dans les classes éclairées unilatéralement, il faut autoriser les enfants à tenir le livre à la main pour qu'ils puissent le tourner, leur tête étant à l'opposé de la fenêtre, et éclairer ainsi en plein la page qu'ils lisent.

Écriture. — Cette question est une de celles qui ont le plus appelé l'attention de la 3e Sous-Commission. Les conclusions de la Commission de 1881 étaient trop en contradiction avec les habitudes actuelles pour n'avoir pas été fortement discutées. La Sous-Commission a donc pensé qu'il convenait de s'entourer de renseignements de toute provenance. Malgré la présence dans son sein de membres d'une haute compétence pédagogique, elle a demandé l'avis de maîtres d'écriture renommés, MM. Regnier et Taiclet, et M. Flament est venu lui soumettre ses idées.

La myopie et certaines déviations de la colonne vertébrale ont pour causes déterminantes les *mauvaises attitudes des enfants en écrivant*. Le bon éclairage, la bonne proportion des bancs, les admonestations perpétuelles des maîtres, ne suffisent pas pour empêcher les enfants de se tenir de travers et de se pencher en avant quand ils écrivent l'anglaise, tandis qu'une bonne attitude se concilie plus aisément avec le tracé d'une écriture droite. Pour l'indication détaillée des motifs de notre préférence, voir le rapport fait en 1881 par M. Thorens au nom de la Société de médecine publique, à la suite d'une communication faite à cette même société par M. Dally. Tout bien considéré, nous n'hésitons pas à nous approprier la formule de Mme Sand, adoptée par la Commission de 1881 : *Écriture droite sur papier droit, corps droit.*

Cette disposition satisfait aux conditions que l'on peut déduire des recherches du professeur Berlin, qui a trouvé que la ligne des yeux est toujours perpendiculaire à la direction des pleins de l'écriture. Si les observations de cet oculiste sont exactes, l'écriture droite est la seule qui permette de tenir la tête symétriquement, ce qui est une condition très avantageuse à tous égards.

L'étude des préceptes recommandés par les maîtres d'écriture a montré que leur adoption est incompatible avec la position symétrique, à laquelle il faut tenir absolument; à cet égard il existe des différences très grandes entre les diverses méthodes, et il semble qu'il y ait une réaction qui se manifeste maintenant contre les écritures trop penchées.

Tout bien pesé, rien ne s'oppose à l'adoption de l'écriture droite, au moins pour l'enseignement. Les seules objections qui aient été formulées sont, d'une part, la moindre rapidité de l'écriture droite, et, d'autre part, le fait que, dans le commerce, on veut que les employés aient une écriture anglaise.

Nous ne pensons pas qu'il soit fâcheux d'adopter un genre d'écriture qui contrarie une tendance naturelle aux jeunes enfants, celle d'écrire trop vite : la rapidité n'est désirable qu'à l'âge où les élèves arrivent à faire de nombreux devoirs. Mais, comme il a été remarqué dans le rapport de 1881, pour passer de l'écriture droite à l'écriture penchée, il suffit d'incliner le papier vers la gauche. Cette disposition devrait être adoptée par les employés de commerce, si l'écriture penchée continuait à être réclamée par les commerçants.

Au surplus, depuis quelques années, la cause de l'écriture droite commence à recruter des partisans. La méthode d'écriture ronde à main posée, éditée à Bonn par Soennecken en 1875, a dépassé depuis longtemps sa centième édition. Nous devons citer avec éloge la méthode d'écriture de Dierckx, qui paraît avoir obtenu un grand succès en Belgique. Nous avons également sous les yeux, mais seulement à l'état de manuscrit, les cahiers d'écriture française droite de M. A. Bussereau, professeur au cours normal d'institutrices de la Gironde : chez cet auteur, les conseils de tenue du corps laissent peu à désirer.

Dans les *écoles maternelles,* nous voudrions voir tracer souvent et avec soin des *lettres capitales romaines de grande dimension* pour faire partie des exercices de dessin qui précèdent l'enseignement de l'écriture. Nous verrions avec plaisir le même exercice introduit dans les écoles primaires, et on pourrait le faire suivre du tracé de ces minuscules typographiques, improprement nommées elzéviriennes, qui sont la copie des plus belles minuscules manuscrites italiennes de la Renaissance; dans nos conclusions, nous entrons dans quelques détails sur le *premier enseignement de l'écriture.*

Nous devons protester de toutes nos forces contre l'enseignement prématuré de l'écriture, qui gagne du terrain tous les jours sous la pression de l'amour-propre des maîtres et de la hâte des parents. L'enfant peut apprendre à lire, à chanter, à calculer, à dessiner même, avant d'écrire. Le dessin et le *tracé des chiffres* sont moins nuisibles pour les attitudes et pour la vue que l'écriture proprement dite.

Dans toutes les écoles, il y a lieu *d'interdire les cahiers dits à l'italienne*, la longueur des lignes est trop grande et conduit l'élève à des positions qu'il faut éviter.

Il serait bon que les crayons et les porte-plumes fussent prismatiques, de manière à ne pas tourner entre les doigts. Il faut *éviter l'emploi des crayons durs* qui donnent des traits trop fins et habituent l'enfant à déployer une force superflue en écrivant. *Il faut abandonner* pour les mêmes raisons *le crayon d'ardoise* ordinaire. Plusieurs maîtres font l'éloge des ardoises factices blanches qui ont fait récemment leur apparition dans le commerce. Quand on n'est pas arrêté par la dépense, le mieux est de supprimer l'ardoise et de lui substituer le papier.

C'est une grande erreur de faire tracer des lettres trop grandes aux commençants; *il faut que le corps des lettres courtes ne dépasse jamais 5 millimètres*, les lettres longues ne devant pas dépasser par en haut ou par en bas d'une quantité supérieure au corps de la lettre. Des dimensions plus grandes seraient tout à fait hors de proportion avec les mouvements possibles à exécuter par les petits doigts des enfants; il ne faut cependant *pas descendre au-dessous de 3 millimètres et demi* : l'écriture entière, du haut des lettres longues supérieures au bas des lettres longues inférieures, serait alors comprise dans une *hauteur d'un centimètre.*

Cette hauteur d'un centimètre pourrait être conservée au cours complet des études : les lettres courtes diminueraient successivement de hauteur, sans pourtant devenir inférieures à *2 millimètres* pour les exercices d'écriture. La réglure en doubles lignes est utile.

Comme moyen d'obtenir une écriture lisible, nous recommandons le système de l'*écriture à temps comptés*, déjà adoptée dans plusieurs écoles. A notre point de vue, cette méthode, qui oblige tous les enfants à écrire précisément avec la même vitesse, a pour effet de combattre à la fois la tendance à la précipitation et celle à la flânerie : nous la recommandons au même titre que les exercices rythmés du chant et de la gymnastique, dont nous indiquerons au chapitre v l'influence salutaire, et qui inculquent aux enfants l'habitude de se hâter lentement.

L'enseignement simultané de la lecture et de l'écriture présente, au point de vue de la vision, des inconvénients que la Commission de 1881 a signalés avec une certaine vivacité. La 3e Sous-Commission avait l'avantage de compter parmi ses membres l'auteur d'une des meilleures méthodes d'enseignement simultané, et les fonctionnaires éminents qui en faisaient partie n'ont pas manqué de faire ressortir les raisons pédagogiques qui ont inspiré l'article 17 du décret du 2 août 1881 (règlement général pour l'établissement des écoles maternelles), où il est dit : « La lecture et l'écriture seront, autant que possible, enseignées simultanément. » D'autre part, postérieurement à la rédaction du travail de la Sous-Commission, l'auteur du présent rapport a pu voir fonctionner en Autriche l'enseignement simultané et en constater les inconvénients.

Tout bien considéré, nous pensons qu'il serait convenable de n'autoriser l'enseignement simultané qu'en prévenant les maîtres des inconvénients qu'il comporte.

L'expérience démontre que si l'on veut enseigner à un enfant, dans la même séance, à écrire une lettre, nouvelle pour lui, en tenant convenablement son crayon et en donnant de la pente à son écriture, son attention et celle de son maître sont absorbées par trop d'autres soins pour qu'il soit possible d'espérer qu'il se tienne bien. Nous demandons que, pour l'enseignement de l'écriture, on procède du simple au composé.

On pourrait diviser les difficultés. Quand on enseigne aux enfants à tracer des dessins sur l'ardoise quadrillée, ils n'ont pas d'autre préoccupation que celle de la forme; les mouvements se font avec le bras et il n'y a rien d'abstrait dans toute l'opération : à ce moment on peut surveiller les attitudes. Supposons que les élèves tracent ensuite, toujours avec des mouvements de bras, des lettres capitales d'après des modèles ou même de mémoire, il sera encore possible de les faire bien tenir. L'emploi des lettres mobiles (Thollois, etc.) et celui de lattes nous paraissent excellents pour créer, avec encore plus de sécurité, le lien abstrait qui relie le nom d'une lettre à sa forme. Par un procédé, quel qu'il soit, il faut dissocier le travail mental de la connaissance des lettres et le travail si difficile de l'assouplissement des doigts. Alors seulement que l'élève connaît ses lettres, on pourra lui enseigner à employer les mouvements des doigts pour écrire sans pente des lettres ordinaires et isolées. Après tous ces préliminaires, lorsqu'on mettra des plumes entre les mains des élèves, il deviendra possible de les habituer rapidement à les poser convenablement sur le papier, à ne pas crisper les doigts et à conserver une attitude correcte. Et encore faudra-t-il, pendant longtemps, continuer l'emploi d'une écriture droite tracée au moyen de plumes à bec très large. Beaucoup plus tard, si l'on veut enseigner aux enfants un type d'écriture qui puisse rester lisible malgré la plus grande rapidité d'exécution, on leur apprendra l'emploi des mouvements du poignet et on leur fera incliner le papier, ce qui produira une écriture penchée.

Mais combien de maîtresses pourront prendre tant de soins pour arriver à enseigner l'écriture aux petits enfants des écoles maternelles? Sauront-elles seulement l'importance qu'il faut attacher à la bonne tenue du corps en écrivant? Qu'on revienne aux idées de Frœbel, telles qu'il les expose lui-même, et qu'on retarde le plus possible l'enseignement de l'écriture. Nous reviendrons sur ce sujet au chapitre VIII (p. 80).

Typographie. — Sur la question des livres scolaires, les propositions de la Commission de 1881 n'ont soulevé aucune objection des parties intéressées; nous les reproduisons sans modifications :

A l'avenir, les livres d'enseignement devront être imprimés sur papier blanc, ou mieux sur un *papier* présentant une teinte *jaunâtre*. Les teintes tirant vers le bleu doivent être évitées.

Sauf pour les livres de physique et de mathématiques, qui exigent l'emploi de formules qu'il y aurait un inconvénient réel à diviser en deux lignes, *la longueur des lignes ne doit pas dépasser 8 centimètres.*

Les *livres* classiques ne doivent pas être imprimés plus fin qu'en *huit interligné d'un point; il ne doit pas y avoir plus de sept lettres par centimètre courant de texte.* Des caractères moindres ne sont admissibles que par exception et pour des notes de peu d'étendue. Pour les *dictionnaires, tout en conservant la condition des sept lettres par centimètre, on admettrait du sept interligné d'un point.* Tel est du moins l'avis de la 3e Sous-Commission.

Les conditions que nous venons d'exposer sont indispensables, mais elles pourraient n'être pas suffisantes si le tirage était fait sans soin, avec des caractères usés, etc. Comme il ne paraît pas possible de caractériser ces éléments par une évaluation précise, il faut définir par une épreuve d'ensemble la lisibilité des ouvrages qui pourront être acceptés; on devrait *refuser tout livre* qui, tenu verticalement et éclairé par une bougie placée à une distance d'un mètre, ne resterait pas *parfaitement lisible* pour une bonne vue *à la distance* d'au moins *80 centimètres.*

Nous pensons qu'*une circulaire* pourrait engager les inspecteurs d'académie à soumettre les livres à cette épreuve facile et rapide lorsqu'ils mettent à exécution l'article 3 de l'arrêté du 16 juin 1880 : il suffirait de l'existence de cette circulaire pour que les éditeurs se conformassent aux indications ci-dessus.

Nous ne pouvons quitter ce sujet sans faire remarquer la sévérité bien plus grande des conditions proposées par le docteur Hermann Cohn dans son dernier livre (*Die Hygiene des Auges in den Schulen,* Wien und Leipzig, 1883). L'initiative de la réforme de la typographie des livres classiques s'est produite en France, et il paraît actuellement probable que les effets s'en feront d'abord sentir en Allemagne.

Le texte qui accompagne souvent les atlas doit satisfaire aux prescriptions relatives aux livres scolaires.

Pour les *atlas de géographie,* le fond plus ou moins sombre produit par le coloriage et l'orographie oblige à se restreindre à une épreuve générale de lisibilité analogue à celle que nous venons d'indiquer. Après avoir étudié un assez grand nombre d'atlas français et étrangers, nous avons fait un lot de ceux qui ont paru acceptables, et nous avons trouvé que ces cartes présentaient au moins les conditions de lisibilité demandées par la Commission de 1881. Nous demandons donc *que tous les noms d'une carte posée verticalement à un mètre de distance d'une bougie, puissent être lus sans hésitation par une bonne vue à la distance de 40 centimètres.*

Enfin nous pensons qu'on abuse des yeux et du temps des enfants en leur faisant faire des cartes trop finies et trop détaillées, au lieu des croquis recommandés par les personnes les plus compétentes en enseignement géographique.

·En l'absence de toute donnée à cet égard, la 3e Sous-Commission a étudié par elle-même les conditions de lisibilité des *cartes murales*. Aucune des cartes qui sont en usage dans les écoles ne présente de noms qui puissent être vus par une classe entière; sauf pour quelques mots écrits en très gros caractères (noms des contrées, des mers), on peut dire que, d'une manière générale, rien ne peut être lu au delà de 3 ou 4 mètres. Dans ces conditions, la plupart des noms, tout à fait inutiles pour les élèves, ont pour effet fâcheux de nuire considérablement à la netteté générale de la carte. Si l'on ne veut absolument pas se contenter des cartes muettes, nous serions disposés à proposer le parti, tout nouveau, d'admettre deux catégories de noms. Les uns, peu nombreux, seraient assez gros pour être vus aisément à plus de 4 mètres; les autres, très fins, ne seraient lisibles qu'à un mètre tout au plus et seraient utilisés seulement par le professeur ou par les rares élèves qui, entre les classes, voudraient spontanément examiner de près quelque région de la carte.

Nous attachons de l'importance à ce *que tous les noms* destinés à être vus de loin *soient d'égale lisibilité*. Nous avons la satisfaction de soumettre à votre appréciation une carte de France de M. Levasseur où les noms ont été inscrits conformément à nos indications. Si vous la comparez au tirage ordinaire de la même carte, vous n'hésiterez pas à donner la préférence à celle que nous avons fait préparer. Vous voudrez bien remarquer que, malgré la diversité suffisante des caractères, si vous vous éloignez peu à peu, tout devient illisible du même coup. Nous avons également calculé l'épaisseur à donner aux traits qui représentent les chemins de fer, les rivières, etc., et donné des indications pour la grosseur des points qui figurent les villes, si bien que la carte présente ce double avantage d'être peu chargée et de cesser d'être lisible à la fois dans toutes ses parties.

L'introduction de cartes de ce genre dans les écoles, mieux qu'aucune inspection médicale, signalera immédiatement tous les enfants dont la vue sera affaiblie, soit par de la myopie commençante, soit par toute autre cause. Dès qu'un enfant aura un défaut de vue, se tenant à même distance de la carte que ses camarades, il sera dans l'impossibilité complète de suivre la leçon, et le maître sera, par là même, mis en demeure d'avertir qui de droit.

Il est possible de faire d'après ce procédé une carte de France au 1/600,000e portant en caractères lisibles les noms des départements, des chefs-lieux et des chefs-lieux d'arrondissement. Mais cette carte ne peut guère être vue au delà de 4 ou 5 mètres; il n'est pas praticable de faire une carte d'une superficie quadruple, ce qui serait nécessaire pour obtenir la visibilité à 8 ou 10 mètres. Si donc les conditions des classes ne permettent pas aux élèves de s'approcher au moins à 4 mètres pendant la leçon, il conviendrait d'employer des cartes muettes, à moins qu'il ne soit possible d'établir dans la salle deux cartes identiques tellement placées qu'aucun élève ne se trouve à plus de 4 mètres de l'une d'elles.

Faut-il indiquer ici qu'il faut se conformer à l'usage d'employer le romain pour les noms de la géographie politique, et l'italique pour ceux de la géographie physique? que les premiers doivent être toujours écrits horizontalement et les seconds autant que possible dans d'autres directions? Rappellerons-nous qu'il existe un théorème mathématique d'après lequel quatre couleurs suffisent pour le coloriage, sans que jamais deux régions qui se touchent soient couvertes de la même teinte et qu'il faut proscrire les couleurs fragiles, telles que les laques roses? que pour les cartes qui servent à la lumière artificielle, il faut éviter d'employer le jaune qui se confond avec le blanc, et ne pas prendre de bleu, qui doit être réservé pour les eaux, et qui, le soir, se confond avec le vert?

Pour les cartes géographiques, les *tableaux noirs*, etc., il faut éviter autant que possible les surfaces vernies.

Les *tableaux quadrillés* ne doivent *pas* être à *compartiments trop petits*. Il conviendrait de ne pas descendre au-dessous de 4 centimètres pour les tableaux, d'un centimètre pour les ardoises et de 5 millimètres pour les cahiers.

Pour les tableaux, le *quadrillage* devra être très marqué; il faut éviter le blanc qui finit par se confondre avec le gris du fond; la couleur *jaune* paraît préférable aux autres.

Afin d'éviter que les tableaux quadrillés ne produisent, par l'absence de points de repère, une tendance au strabisme chez quelques enfants, on peut recommander l'emploi d'un cadre nettement accentué, et, par exemple aussi, l'adoption d'un point un peu fort au centre du tableau.

Le daltonisme ou *dyschromatopsie* est une affection bien plus fréquente, dit-on, chez les garçons que chez les filles. Certains auteurs prétendent que, par l'exercice, on peut empêcher ce défaut de vue de se produire et l'on a même créé tout un matériel pour servir à des leçons spéciales de sens des couleurs et dont l'emploi est obligatoire dans l'État de Massachusets. Nous pensons que, dans le doute, il est au moins prématuré d'introduire ainsi une matière de plus dans les programmes, mais une maîtresse d'école maternelle avisée, dans les leçons de choses données avec le secours d'objets colorés, ne manquera pas d'insister sur les *questions relatives aux couleurs* des choses qui font la matière de la leçon. Quand un enfant se trompera plus souvent au sujet des couleurs que du nombre, etc., elle devra suspecter l'existence de la dyschromatopsie, répéter ses interrogations en insistant plus particulièrement sur la reconnaissance d'objets rouges et verts, car ce sont ces deux couleurs que les daltonistes confondent le plus souvent, et enfin, si les erreurs persistent, elle ne manquera pas d'aviser le médecin scolaire.

Pour terminer ce chapitre, nous ajouterons quelques indications pratiques qui devraient être présentes à l'esprit de tous les instituteurs.

Pour éviter la production de la myopie, il suffit en général que les élèves des *écoles maternelles* ne lisent ni n'écrivent jamais à une distance inférieure *à 25 centimètres* et que ceux des *écoles primaires* observent une *distance minima de 33 centimètres*. Il faut faciliter l'observation de ces règles en limitant aux heures où il fait suffisamment clair les exercices qui demandent l'application de la vue, en choisissant des livres imprimés en gros, en obligeant les enfants, jusques et y compris le cours moyen, à écrire droit sur papier droit, enfin en faisant améliorer le mobilier scolaire s'il est trop défectueux.

Mais il se trouvera quelquefois des cas de myopie soit congénitale, soit acquise par les enfants dans une école mal surveillée. On s'en apercevra aussitôt, non point à l'attitude des enfants pendant le travail, mais à l'impossibilité pour eux de lire les cartes géographiques d'aussi loin que leurs camarades. Ces enfants seront placés aux premiers bancs, on acceptera de leur part une écriture incorrecte, on surveillera leur attitude avec une patiente sévérité; *s'ils ont besoin de verres concaves*, on leur conseillera de les prendre aussi faibles que possible et montés dans cette espèce de lorgnon à manche, nommé *face à main*, qu'ils devront ne jamais tenir que de la main gauche pour voir momentanément au loin, la main qui tient le lorgnon devant se rabattre sur le papier pour le tenir dès qu'il faut se mettre à écrire. L'*emploi permanent des verres* doit être *formellement interdit*, sauf le cas où ils auraient été prescrits par un médecin compétent.

Les imperfections de la vue des enfants doivent être signalées aussitôt aux parents et surtout au médecin scolaire, s'il en existe d'attaché à l'école.

Il faut également signaler au médecin les affections inflammatoires, car pour éviter la contagion, tout enfant atteint d'ophtalmie granuleuse doit être aussitôt rendu à sa famille jusqu'à guérison; un médecin expérimenté peut seul décider si une maladie des yeux est ou non contagieuse.

V

AUDITION ET PHONATION.

La 4e Sous-Commission, ne comptant pas d'auriste parmi ses membres, a fait appel aux lumières du docteur Gellé, qui a fourni des explications verbales et une note.

Le nombre des élèves qui entendent mal est beaucoup plus grand qu'on ne pourrait l'imaginer : les médecins de divers pays qui ont fait des recherches à cet égard s'accordent à constater des imperfections de l'ouïe chez près du quart des écoliers. Il va sans dire que ces défauts de l'oreille ne sont généralement pas assez marqués pour être une entrave sérieuse, mais on peut admettre que, dans chaque classe, plusieurs enfants sont réellement, par suite de mauvaise audition, dans un état d'infériorité dont ni eux ni le maître ne soupçonnent la cause réelle. Il est à remarquer qu'un certain nombre de sourds gardent habituellement la bouche ouverte, mais ce signe peut manquer. Chez les enfants qui ne répondent pas quand ils sont interpellés, au lieu d'accuser la distraction, il faut soupçonner une mauvaise audition. De même, quand pendant la dictée un élève regarde habituellement sur le cahier du voisin, avant de le réprimander, il faut contrôler l'état de son audition.

Le meilleur *moyen d'examiner l'acuité auditive* des enfants consiste à leur faire *une dictée* en parlant assez bas et se tenant à grande distance. *Ceux qui entendent mal commettent des fautes* tout à fait *caractéristiques* qui portent sur certaines consonnes et sur les diphtongues : quand un enfant écrit *entière* pour *rentière*, *connaissance* pour *reconnaissance*, *cause* pour *clause*, *noyer* pour *loyer*, *bonde* pour *monde*, *l'indépendance* pour *la dépendance*, etc., on peut être assuré qu'il entend mal. — Il nous semble qu'une dictée d'épreuve pourrait être faite dans chaque classe, et que le mieux serait qu'elle fût composée de mots isolés pour que la devination ne vînt pas corriger les imperfections auditives qu'il s'agit de découvrir.

Il n'est pas impossible que la misanthropie qui accompagne si souvent la surdité ne tire son origine des punitions injustes infligées dès l'école à des enfants qui passent pour obstinés ou distraits, alors qu'au contraire ils s'appliquent consciencieusement. En tout cas, un maître soigneux, une fois prévenu de la fréquence de la surdité et des moyens de la découvrir, aura soin de *placer aux premiers bancs les enfants qui entendent mal,* et, dans leurs fautes, saura faire la part de leur imperfection physique.

La malpropreté, les accidents, les défauts congénitaux, les névralgies dentaires, apportent leur contingent dans la statistique de la surdité, mais la cause habituelle, bien plus fréquente que toutes les autres réunies, c'est le catarrhe de la trompe d'Eustache, et cet accident, qui est souvent l'accompagnement d'un rhume, est fréquemment attribuable aux mauvaises dispositions prises pour la ventilation, dont l'effet est de soumettre quelques élèves au régime pernicieux de la douche d'air froide sur la tête. Nous avons consacré un chapitre entier à la ventilation : nous n'avons ici qu'à signaler ce fait que *les vasistas sont cause d'un grand nombre de maux d'oreilles le plus souvent incurables.*

C'est ici le lieu de contredire le préjugé, si commode pour les maîtres de chant, d'après lequel beaucoup d'enfants auraient l'oreille trop fausse pour pouvoir apprendre la musique. Loin de là, même parmi ceux qui ont l'ouïe dure, on ne rencontre que très exceptionnellement des organisations absolument rebelles à l'étude de la musique. Ce fait incontestable a été mis en lumière une fois de plus par une expérience faite à l'école normale d'Auteuil et à son école annexe pendant le second semestre de l'année 1882-1883 : un enseignement méthodique a suffi pour amener rapidement les élèves les moins doués au même point que les autres.

La présence probable d'un ou plusieurs enfants mal-entendants dans chaque classe est une raison de plus pour *surveiller et corriger avec soin l'articulation des élèves-maîtres dans les écoles normales.* En somme, la parole est l'outil principal de l'instituteur, et c'est par un étrange oubli que les programmes ne contiennent aucune indication sur l'étude de l'émission de la voix, sauf en ce qui concerne le commandement militaire.

Il en est de la parole comme de tous les autres actes matériels : le but de l'exercice raisonné doit être d'assurer l'obtention du résultat désiré en se bornant au moindre effort. Un premier point à obtenir, c'est *que les jeunes maîtres parlent le plus bas possible.* Nous demandons aux professeurs de l'enseignement supérieur, aux avocats, à toutes les personnes qui ont à parler en public, s'ils croient possible de parler trente heures par semaine, à moins d'une expérience consommée dans l'art de ménager sa voix; nous demandons aux inspecteurs de l'enseignement si nombre de maîtres, et des meilleurs, ne sont pas obligés de renoncer à la carrière par impossibilité de soutenir un pareil effort. C'est au directeur de l'école annexe et au directeur de l'école normale qu'il appartient de modérer cette fougue juvénile qui entraîne le maître novice à parler de plus en plus fort à mesure qu'il s'anime au cours de la leçon.

Au surplus, l'habitude de parler bas est peut-être le meilleur moyen d'obtenir le silence parfait des enfants et de se faire entendre. Le maître, étourdi par le son de sa voix, ne discerne pas les bruits légers des conversations particulières ou cherche à les dominer; celui qui ne parle que précisément sur le ton suffisant entend tout ce qui se passe et il conserve la ressource d'élever la voix, soit pour réprimander, soit pour attirer l'attention sur quelque point important de la leçon.

Mais il ne suffit pas de parler bas, il faut encore ponctuer et surtout parler nettement. Un certain nombre de sons (les voyelles, les sifflantes, etc.) éclatent toujours assez; c'est sur les autres que doit se porter l'effort de prononciation. Nous n'avons trouvé nulle part de règles précises à cet égard, même dans la *Grammaire de la parole*, de J. Lefort (Paris, Didot, 1878); mais en observant les personnes habituées à parler avec les sourds, il nous semble que, pour être entendues, elles parlent lentement, articulent bien les consonnes, prononcent fortement les diphtongues et évitent de crier les voyelles.

L'enseignement du chant mérite à tous égards d'être encouragé : c'est une gymnastique des poumons, et c'est aussi un de ces mouvements rythmés dont l'influence est certainement salutaire. Mais tandis que la gymnastique est tout particulièrement utile aux adolescents, l'enseignement du chant est d'autant plus profitable qu'il est donné plus tôt, et est plus nécessaire encore aux filles qu'aux garçons; car dans les pays où les mères chantent en berçant les enfants, on ne voit plus surgir de générations antimusicales. Outre son influence favorable sur les organes respiratoires, le chant nous paraît devoir agir très utilement comme diversion aux autres études. On n'a jamais hésité à donner au chant une place importante dans l'emploi du temps des écoles maternelles, et nous voyons avec grand plaisir les chants servir d'accompagnement aux mouvements et aux jeux. Le *claquoir* et le *sifflet* ne nous paraissent pas indispensables pour en marquer la mesure.

Notre point de vue, nécessairement borné, nous engage à demander qu'au moins pour le cours élémentaire et le cours moyen l'enseignement du chant ne soit généralement pas confié à des maîtres spéciaux, et cela pour deux raisons.

La première est que les artistes ne résistent pas à la tendance de faire passer la théorie avant la pratique, si bien qu'avec eux la leçon de musique devient un travail, tandis que nous tenons à en faire une sorte de récréation. De même qu'on apprend à parler, à lire et à écrire avant d'étudier la syntaxe, les enfants doivent chanter, lire et écrire la musique avant d'apprendre les chinoiseries de la théorie musicale.

La seconde raison pour laquelle il importe de confier l'enseignement du chant à l'instituteur, c'est qu'il est utile de ne consacrer au chant que des séances extrêmement courtes, mais *très nombreuses*, et qu'il serait difficile de faire venir un maître du dehors pour donner des leçons dont la *durée ne devrait pas excéder dix, quinze ou vingt minutes suivant l'âge des élèves*, et qu'il faut faire aussi fréquentes que possible (nous voudrions au moins une leçon par jour pour les élèves du cours élémentaire). L'exécution d'un chœur, intercalée entre deux exercices demandant plus d'attention, nous paraît être un repos excellent, tandis qu'une leçon de chant d'une demi-heure est pernicieuse pour la voix si l'on chante sans interruption, et n'est plus une détente de l'attention si une partie du temps est consacrée à la théorie.

Les conclusions 86, 87 et 88 indiquent les *aptitudes musicales* qu'il faudrait exiger chez le personnel des écoles maternelles.

Il faut éviter de faire chanter les enfants pendant les exercices gymnastiques violents et pendant la course; ces pratiques iraient directement à l'encontre d'un bon enseignement du chant, dont l'une des difficultés est d'enseigner aux élèves à ménager leur voix et à respirer à propos.

Il faut également *s'abstenir de faire chanter les garçons pendant la mue de la voix.*

Nous devons faire des réserves quant à l'étude des *instruments à vent* dans les écoles normales; nous craignons les inconvénients qui peuvent en résulter pour de jeunes poitrines et nous ne voyons pas sans appréhension l'envahissement du clairon dont nous menace l'utile institution des bataillons scolaires.

Les ménagements dus à la voix des instituteurs nous conduisent à poser certaines règles qui devraient être suivies dans la construction des maisons d'école. Les lois de l'acoustique des lieux de réunion ne sont pas aussi inconnues qu'on le prétend généralement.

Le minimum d'effort pour parler à une personne éloignée s'obtient en reliant par un tube acoustique la bouche de l'orateur et l'oreille de l'auditeur. Cette simple remarque nous conduit à demander qu'on réduise au minimum le cube d'air à mettre en mouvement par la parole. C'est ainsi que, *dans les classes, la hauteur de plafond ne devra pas excéder 4 mètres et demi :* telle est du moins l'opinion des auteurs compétents; de plus, dans une salle nue, il se fait sur le mur du fond une réflexion du son, à trop courte distance pour produire un écho distinct, mais assez forte pour causer une confusion désagréable si l'on parle vite et haut. Il faut garnir ce mur d'objets flottants, tels que des cartes géographiques, et si cela ne suffit pas, former des pans coupés dans les angles : une large planche dans chacun des coins, montant jusqu'au plafond, suffit souvent pour améliorer très notablement la situation.

Dans les *amphithéâtres*, tels que ceux qui sont destinés à recevoir à la fois tous les élèves d'une école normale, si l'on ne peut décider l'architecte à éviter une hauteur de plafond nuisible, il faut tout au moins que *le vide au-dessus de l'orateur soit le plus réduit possible.* La disposition contraire, telle qu'on peut l'étudier dans la salle des séances de l'Académie de médecine, produit l'effet acoustique le plus déplorable.

Il faut éviter de placer derrière l'orateur des surfaces lisses et réfléchissantes; c'est ainsi qu'on a dû recouvrir les marbres rares dont l'architecte avait revêtu le grand mur intérieur de la Chambre des députés. C'est par la réflexion du son contre une surface creuse, calculée précisément comme si l'on avait voulu produire un écho au niveau des premières loges, que la salle du Trocadéro est devenue le type de ce qu'il ne faut pas faire : les auditeurs des premières loges entendent la cacophonie idéale qu'on obtiendrait en doublant chaque note après un intervalle constant d'environ un quart de seconde. Un défaut de ce genre peut être atténué considérablement au moyen de draperies. Quant aux résonances, qui sont toute autre chose, en tendant de mètre en mètre, en travers de la salle et dans les deux sens près du plafond, des fils de coton assez minces, on est presque certain de les faire disparaître. Cette remarque a été faite en Angleterre, dit-on, où l'on a pu ainsi remettre en bon état l'acoustique d'une salle devenue détestable à la suite d'un nettoyage qui avait fait disparaître de nombreuses toiles d'araignées.

La *disposition des gradins* n'est pas indifférente : regardez un professeur expérimenté parler dans le grand amphithéâtre de la Sorbonne; il répète chaque pensée sous deux formes différentes et se tourne successivement à droite et à gauche pour être sûr d'être compris par tous les assistants. Pour voir quelle forme il faut donner à une salle de ce genre, il suffit d'observer dans quel ordre les assistants viennent garnir les gradins. Le public s'étage à peu près suivant *un secteur de 90 degrés dont le professeur occuperait le sommet :* telle est aussi la forme qu'il faut donner aux amphithéâtres; dans la disposition usuelle, les places latérales sont mauvaises pour la vision et l'audition; les assistants ne les occupent que faute de mieux, et la partie du public qui s'y trouve échappe aux regards du maître. On trouvera dans l'ouvrage de Lachèz [1] des indications sur le sujet que nous venons de traiter.

---

(1) *Acoustique et optique des salles de réunion*, 2e édition, Paris, 1879, chez l'auteur, 113, rue Lafayette. — Voir aussi plus loin, p. 116 et 117.

VI

DE L'ALIMENTATION.

On ne saurait trop se pénétrer de l'importance qu'il faut attacher à la bonne qualité de l'eau. Il est nécessaire, par exemple, de rejeter absolument celle provenant de puits trop voisins de fosses fixes; la filtration ne suffit pas pour l'améliorer et son emploi peut être suivi d'accidents mortels, surtout en temps d'épidémie. C'est par l'eau des boissons que s'introduisent dans l'organisme les œufs des ascarides lombricoïdes et des autres helminthes, et ces œufs ne traversent guère les filtres ordinaires; aussi voit-on bien plus rarement les maladies vermineuses à la ville, où l'eau est généralement filtrée, qu'à la campagne où le filtre est rarement en usage. Toutefois l'absence de filtre présente moins d'inconvénients que l'emploi de filtres mal entretenus qui deviennent des réceptacles de détritus organiques; *on s'abstiendra donc de filtrer l'eau de source.*

Pendant les chaleurs de l'été, il peut être utile de préparer une boisson saine pour être mise à la disposition des enfants entre les repas. Contrairement à l'opinion généralement admise, il paraît certain qu'une addition de vin ou d'alcool n'a pas pour effet de faire disparaître les inconvénients d'une eau de mauvaise qualité. Les décoctions de gentiane, de houblon, de coques de cacao, de réglisses, etc., ont toutes cet avantage que leur préparation contraint de porter l'eau à une *température assez élevée pour tuer les germes nocifs* qu'elle peut contenir. Telle est sans doute aussi la raison de la grande popularité du thé chez les peuples qui ont de fréquents rapports avec l'Orient. Toutes ces décoctions, aussi bien qu'une dissolution de 50 centigrammes de glycyrrhizate d'ammoniaque par litre d'eau bouillie, peuvent être également recommandées.

Quoi qu'il en soit de l'utilité de ces divers expédients, il faut qu'une école soit alimentée d'eau pure pour la consommation et il est désirable qu'elle soit amplement fournie d'eau pour les soins de propreté.

Si l'on ne bâtit pas en ville, où l'on n'a qu'à se brancher sur une canalisation existante, la question de l'eau peut être absolument décisive dans le choix de l'emplacement.

Les *puits* doivent être *couverts, maçonnés avec soin jusqu'au plan d'eau* et leurs abords doivent être rendus imperméables au moyen d'une couche de béton recouverte d'un pavage.

Quand l'eau pluviale est employée en boisson ou pour la cuisine, il faut éviter l'emploi de tuyaux de plomb.

Écoles maternelles. — Contrairement au préjugé populaire, il est désirable de retarder le plus possible le moment où l'alimentation de l'enfant devient identique à celle de l'adulte. L'emploi du lait, qu'on peut, si l'enfant s'en lasse, rendre plus agréable par une addition de chocolat, les bouillies, le pain, les pommes de terre, puis les œufs et le beurre doivent précéder la viande et les légumes : en d'autres termes, il faut commencer par donner peu de besogne aux intestins. La nature même de cette alimentation exige un renouvellement fréquent, et c'est à bon droit qu'on considère quatre repas comme un minimum; pendant le premier âge scolaire, nous en voudrions cinq.

L'article 5 de l'arrêté du 2 août 1881 (règlement modèle) dit qu'à l'arrivée des enfants la directrice doit s'assurer par elle-même de la quantité et de la qualité des aliments qu'ils apportent. Cette inspection a pour but d'éviter, dans la mesure du possible, de trop grandes inégalités à cet égard; il ne convient pas qu'un enfant fasse une distribution de friandises parmi ses camarades, et moins encore que d'autres apportent des paniers vides. L'examen des paniers apprend aux directrices pour quels enfants il faut recourir à la caisse des écoles.

Dans les quartiers populeux des villes, il arrive que certains paniers, beaucoup trop copieusement pourvus les lendemains de paye, le sont insuffisamment après quelques jours; ici encore une intervention discrète auprès des familles peut trouver sa place.

Dans plusieurs écoles maternelles, on a imaginé de demander aux parents une cotisation quotidienne de 10 centimes par enfant; il est rare qu'elle ne soit pas payée régulièrement, et c'est une ressource à peu près suffisante pour donner à midi une soupe chaude à chacun. En tout cas, que le système des cotisations soit mis en usage ou qu'on fasse fond sur les provisions apportées par les élèves, ou bien encore qu'on puisse compter sur les subventions municipales ou sur le concours d'œuvres philanthropiques, nous dirons que, *dans les écoles maternelles, le repas de midi comprendra nécessairement des aliments chauds*, fournis soit par la famille, soit par l'école. Il est désirable que ce repas comporte une soupe grasse ou maigre ou au lait et un plat chaud de viande ou de légumes.

Pendant le premier âge scolaire, les élèves ne devraient boire que de l'eau; les boissons fermentées, même étendues d'eau, sont inutiles et souvent nuisibles; on ne pourra pas empêcher les parents, dans les contrées de production de ces boissons, d'en donner plus qu'il ne faudrait aux enfants pour les repas pris en dehors : leur introduction à l'école ne doit pas être encouragée.

Écoles primaires. — Une partie de ce que nous venons de dire à propos des écoles maternelles peut s'appliquer aux écoles primaires; ajoutons cependant qu'il nous est impossible de voir pourquoi l'on prendrait des dispositions pour fournir des aliments chauds aux enfants ou pour réchauffer ceux qu'ils apportent dans leurs paniers. Aucune raison ni théorique, ni tirée de l'expérience, ne vient à l'appui de cette idée préconçue; nous avons demandé des aliments chauds pour les enfants du premier âge scolaire, et nous en exigerions peut-être pour les adultes; mais rien ne s'oppose à ce que des enfants de six à quinze ans, depuis l'entrée à l'école primaire jusqu'à la sortie de l'école primaire supérieure, ne prennent un repas froid vers midi, et nous demandons qu'il soit *interdit de chauffer les aliments dans les écoles primaires ordinaires*. Les parents qui voudront que leurs enfants mangent trois fois par jour la soupe (cette bizarre et traditionnelle soupe nationale) n'auront qu'à les faire sortir pour le repas. L'école doit rester école et ne pas devenir auberge.

Il va sans dire que, s'il existe un préau clos et couvert, aucun repas n'aura lieu dans les classes; en l'absence de préau, si le temps le permet, des dispositions seront prises pour faire manger les enfants dans la cour. La propreté de la classe sera compromise toutes les fois qu'on ne pourra pas éviter d'y laisser pénétrer des aliments.

Dans les Écoles primaires supérieures et les Écoles normales, malgré l'observation des règlements sur la gymnastique et le bon emploi des récréations, nous sommes en présence d'une situation différente; les goûts studieux de la plupart des jeunes gens qui forment la population de ces établissements, leur âge plus avancé, leur désir de parvenir, l'étendue des programmes, tout conspire à nous mettre en présence d'élèves relativement sédentaires, et il faut prescrire une nourriture moins volumineuse qu'à l'école primaire, remplacer une partie des féculents par de l'alcool et fournir de l'azote sous une forme plus concentrée et plus assimilable que dans les végétaux. Nous autoriserons donc le vin coupé d'eau ou la bière ou le cidre pour les externes, de même que, pour les internes, nous demanderons qu'un plat de viande, d'œufs ou de poisson figure dans chacun des deux principaux repas; mais comme la quantité de viande devrait varier suivant l'âge, le développement physique et les habitudes antérieures de chaque élève, nous sommes absolument hors d'état de poser des règles précises à cet égard.

Il ne faut pas oublier cependant que le recrutement des établissements supérieurs de l'instruction primaire se fait en majorité parmi de jeunes paysans dont il ne faut changer le régime qu'avec prudence. Tandis que nous avons demandé bien plus de ventilation et d'exercices corporels qu'on n'en accorde aux élèves de l'enseignement secondaire, nous croyons qu'il faut une nourriture moins azotée, plus volumineuse que dans les lycées, qui ait la propriété de satisfaire ces estomacs habitués à être remplis à chaque repas. Si l'on tient la main à l'exécution des exercices corporels nécessaires pour la digestion des aliments végétaux, la santé des élèves se maintiendra bien mieux qu'en augmentant inconsidérément la ration de viande.

Nous nous bornerons donc à dire que, *dans les externats primaires supérieurs et dans les écoles normales, on donnera deux fois par jour du vin, de la bière ou du cidre et soit des œufs, soit de la viande, soit du poisson.* C'est ce qui se fait déjà.

Quant aux heures des repas, il importe d'abord que l'intervalle qui les sépare ne dépasse pas quatre heures, sauf après le repas principal. Quatre repas sont nécessaires à cet âge; et, pour les deux repas principaux, il faut que les jeunes gens ne mangent pas trop vite. Enfin il ne faut pas les laisser trop longtemps à jeun le matin. La meilleure distribution nous paraît être un premier déjeuner vers 6 ou 7 heures du matin, un petit repas vers 11 heures, le dîner vers 2 heures et le souper immédiatement avant le coucher. Tout travail difficile serait terminé à 2 heures, le dîner serait suivi d'une très longue récréation à laquelle nous attachons le plus grand prix. En retardant le souper, nous évitons de faire coucher les élèves en plein travail de digestion ; le coucher aussitôt après le repas n'a aucun inconvénient, tandis qu'une heure ou deux après, il peut entraver les fonctions de l'estomac. — En résumé :

Le premier déjeuner n'aura pas lieu après 8 heures du matin. Sauf après le dîner, il ne pourra pas y avoir entre les repas un intervalle de plus de quatre heures.

La durée des principaux repas ne sera jamais inférieure à vingt-cinq minutes.

Quant à la construction du réfectoire, se plaçant au point de vue du parfait bien-être des élèves, la Sous-Commission a voulu que la salle fût vaste, chauffée, ventilée; elle rejette les tables en bois comme facilement imprégnables par les matières organiques, celles en tôle comme s'écaillant aisément et pouvant être dangereuses, si les élèves venaient à avaler des écailles du vernis plombifère. Comme il est désirable que le réfectoire tout entier puisse être lavé à la lance, la Commission recommande, pour les parois, le stuc ou la faïence et, à leur défaut, une peinture soigneusement vernie à base de zinc, qui ne noircit pas. — En résumé, nous vous proposons de dire :

La surface du réfectoire sera calculée à raison de 1 mètre à 1^{m},50 par élève. Il serait désirable que le réfectoire fût chauffé et ventilé; il est nécessaire qu'il puisse être aisément aéré.

Le bois et en général les matières poreuses devraient être évités dans la construction d'un réfectoire. Le mieux est d'employer exclusivement, pour le sol, des dalles ou des carreaux ; pour les tables, la fonte et la pierre, le marbre ou le verre ; pour les murs, le stuc et la faïence. Si l'on emploie la peinture, elle sera à base de zinc et vernie, même pour le plafond.

VII

DU SOMMEIL.

Le sommeil est un réparateur si précieux qu'il importe de n'en pas ménager la durée : le temps gagné sur le sommeil est reperdu en détail tout le long de la journée, par suite de fatigue ou d'excitation nerveuse. Il faut que les enfants et les jeunes gens dorment assez et qu'ils se couchent tôt.

Quant à la durée du sommeil, les hygiénistes sont d'accord pour affirmer qu'il faut environ dix heures de sept à douze ans, et que la durée du sommeil doit être plus grande en hiver qu'en été. La 1re Sous-Commission a été d'avis qu'il ne fallait pas tenir compte des différences individuelles, par suite desquelles certaines personnes dorment beaucoup moins longtemps que d'autres, et elle propose de dire que *la durée du sommeil sera calculée sur un minimum de neuf heures au moins pour les élèves de moins de douze ans, et de huit heures pour les grands élèves des internats et pour ceux des écoles normales.* La 4e Sous-Commission demande neuf heures pour tous les élèves des écoles primaires supérieures.

Le régime des veilles continues est pernicieux, surtout pendant la jeunesse : le plus souvent les écoliers qui demandent à veiller sont ceux qui ont flâné dans la journée et se figurent regagner ainsi le temps perdu. Nous sommes loin de méconnaître les diversités des tempéraments; bien des personnes ne possèdent que le soir toute leur lucidité et toute leur force d'imagination, et si une règle inflexible éteignait à heure fixe les lampes de tous les poètes, de tous les savants, nul doute que bien des chefs-d'œuvre d'imagination ou d'invention ne verraient jamais le jour. Il n'en reste pas moins acquis, par l'expérience des siècles, qu'en règle générale le travail du matin est préférable; il est présumable aussi que la vie s'entretient mieux à la lumière du jour qu'à celle des lampes. Sans faire intervenir la question d'économie de luminaire ni celle d'hygiène de la vue, nous voudrions placer minuit précisément au milieu de la nuit des écoliers. Mais l'adoption de cette règle dans toute sa rigueur s'éloigne trop des habitudes reçues pour que nous puissions la recommander; l'expérience enseigne d'ailleurs qu'en hiver il est pénible de se lever à la lumière et de procéder, malgré le froid, aux soins de toilette que nous ne voulons pas trop sommaires. Tout nous conduit donc à laisser suivre les errements habituels : le lever aurait lieu vers 5 heures et demie en été et 6 heures et demie en hiver.

On rencontre chez les gens mal élevés une singulière tendance à troubler le sommeil des autres quand ils ne dorment pas eux-mêmes. Il importe de prendre en main la défense des dormeurs par une exacte discipline. Dans les écoles normales, par exemple, huit heures sont données au sommeil; ce n'est pas au dortoir, mais au sommeil effectif qu'il faut assurer ce temps : à l'heure fixée pour le coucher, qui sera par exemple 9 heures et demie en été et 8 heures et demie en hiver, il faut que tous les élèves soient dans leurs lits et que tout bruit ait cessé.

Le système des *cases* présente, sous ce rapport, un avantage marqué, en rendant plus difficiles les conversations de lit à lit, et si l'on veut faire les frais suffisants, les cases permettent également l'installation de lavabos individuels où la toilette peut se faire des pieds à la tête tous les jours.

Un *cabinet d'aisances avec urinoirs* doit être *annexé à chaque dortoir;* la ventilation de ce cabinet doit être particulièrement soignée. La présence d'urinoirs à cet endroit est surtout nécessaire si l'on n'admet pas de vase de nuit dans les dortoirs. Entre seize et vingt ans, les jeunes gens bien portants dorment tout d'un trait. Les vases sont nécessaires pour les petits enfants et pour la plupart des adultes, mais ici l'on peut supprimer cette cause de mauvaise odeur. On peut l'atténuer en n'admettant que des vases en porcelaine, à l'exclusion de ceux en faïence.

Il est bien de faire quitter les chaussures avant l'entrée des élèves au dortoir et de leur donner des chaussons ou des galoches.

Il ne faudra pas s'effrayer de voir la température des dortoirs s'abaisser assez fortement. Des jeunes gens couchés dans de bons lits et autorisés à se couvrir la tête supporteraient à peu près le plein air par tous les temps. Nous ne demandons pas qu'on laisse les fenêtres ouvertes en toute saison, comme dans certaines contrées de l'Amérique du Nord et des bords du Rhin, mais on devra tenir la main à ce qu'il ne soit porté obstacle par personne au *fonctionnement régulier de la ventilation.* Douglas Galton, dont l'autorité en pareille matière est bien reconnue, demande que la température des dortoirs ne descende pas au-dessous de 4 ou 5 degrés. Nous pensons qu'une température notablement plus basse ne présente aucun inconvénient.

Les dortoirs doivent être aérés, toutes fenêtres ouvertes, pendant une grande partie de la journée. La literie doit être également exposée à l'air pendant plusieurs heures tous les jours : il doit être interdit de faire les lits dès le matin.

Ce serait ici le lieu de faire ressortir les inconvénients majeurs des internats pour les mœurs et la santé des élèves, car c'est au dortoir que le vice solitaire se développe, par une sorte de contagion, chez les jeunes gens qu'on a négligé de fatiguer corporellement. M. Bräunig, sous-directeur de l'École alsacienne, a bien voulu rédiger à notre intention un mémoire sur ce sujet si important; si les parents savaient où les choses en sont arrivées dans nos établissements publics, on verrait se produire une vive réaction contre le système des internats.

Si nos mœurs ne permettent pas la suppression de l'internat pour les écoles normales, surtout pour celles de filles, nous pensons du moins que la Direction de l'enseignement primaire n'est pas assez riche pour dépenser un centime en faveur d'internats primaires ; les classes primaires supérieures dans les grosses communes, les écoles primaires supérieures dans les villes, ont déjà fait naître fort heureusement le système tutorial qui est pratiqué en France dans une mesure plus large qu'on ne paraît le croire dans certaines sphères administratives.

VIII

RÉPARTITION DU TRAVAIL ET DU REPOS. — VACANCES.

Obtenir la plus grande somme de travail intellectuel possible sans nuire à la santé des élèves, tel est le problème qu'il nous faut aborder actuellement.

Nous admettons qu'on suive exactement les indications contenues dans les précédents chapitres. On n'a pas marchandé le sommeil; les repas sont assez nombreux, les aliments convenablement choisis et abondants; il faut encore que le temps réservé aux récréations soit suffisant pour recréer, comme le mot l'indique, les forces intellectuelles fatiguées; il faut que ces interruptions de travail soient occupées par des exercices corporels qui en augmentent l'effet utile, en activant les échanges intérieurs de l'organisme. Si l'on veut obtenir le maximum de travail utile, il faut encore distribuer les matières des études de manière que l'une vienne faire diversion à l'autre; il faut surtout répartir les temps de repos, *assez nombreux pour que la fatigue cérébrale n'atteigne jamais la mesure où l'attention commence à faiblir, et assez courts pour ne pas surexciter la circulation au point de rendre difficile la reprise du travail.* Telle est du moins la règle que nous poserions pour les récréations quotidiennes et qui est surtout applicable aux jeunes enfants.

Il n'est pas possible d'appliquer à l'étude de la fatigue cérébrale les méthodes graphiques, grâce auxquelles on connaît avec tant de précision les lois de la fatigue musculaire; mais les travaux récents émanant d'observateurs attentifs nous apprennent qu'il existe une grande analogie entre ces deux ordres de phénomènes. Dans les deux cas, la fatigue se produit dès le début du travail, mais n'augmente d'abord qu'avec lenteur, et si le repos intervient fréquemment, il suffit de très courtes intermittences pour qu'à chaque reprise le travail puisse être attaqué avec une vigueur peu différente de celle du début. Si, au contraire, on laisse la fatigue atteindre un degré trop marqué, qu'on peut désigner sous le nom d'épuisement, il faut un repos très prolongé pour reconstituer les forces. Ces faits expliquent la nécessité du repos dominical pour les adultes réellement laborieux et le besoin de grandes vacances dans les professions où le travail intellectuel est poussé au delà des limites raisonnables.

Il est difficile de dire au juste quelles sont ces limites. Nous rappellerons seulement *la règle américaine des trois 8* (8 heures de sommeil + 8 heures de travail + 8 heures de liberté = 24 heures) et nous pensons que cette règle est excellente, et qu'il faut considérer huit heures de travail comme un maximum qui ne doit jamais être atteint par les élèves des écoles primaires ordinaires, jamais dépassé par ceux des écoles normales. Nous y reviendrons page 91.

C'est par des repos soigneusement ménagés et par des exercices corporels suffisants qu'il est possible, suivant nous, d'augmenter le rendement intellectuel des écoliers. Si l'on observe soigneusement les enfants, on s'aperçoit bientôt que le trait pour ainsi dire caractéristique des sujets distingués est d'être tout entiers à ce qu'ils font. L'un des buts de la pédagogie est d'enseigner aux élèves à acquérir cette habitude, et ce résultat ne peut être atteint si la durée de l'effort qu'on leur demande est tant soit peu supérieure à ce qu'ils peuvent donner. Surtout pour les jeunes enfants, les longues classes, les longues études vont exactement contre ce but idéal : supprimer l'inattention. Si donc on se proposait de faire rendre le maximum aux enfants, il faudrait les maintenir au travail pendant un certain nombre de séances mesurées chacune par la durée d'attention soutenue dont ils sont capables. Cette durée augmente graduellement avec l'âge, aussi peut-on allonger progressivement les séances; d'autre part, les classes du matin peuvent être plus longues que celles du soir, et l'on peut faire des attelées d'autant plus fortes qu'elles auront été précédées d'une interruption plus prolongée; mais quoi qu'on fasse pour proportionner les séances à la fatigue présumée des jeunes gens et à la nature du travail, quelque soin qu'on apporte à la distribution des récréations et à leur emploi, on n'obtiendra jamais plus qu'un certain total d'application réelle par jour. Tout ce qu'on exigera en surcroît ne sera pas obtenu, c'est un petit mal; mais ce qui est un grand mal, c'est d'habituer ainsi les enfants à être présents de corps et absents d'esprit. Avec les règlements actuels, le cerveau des enfants ne résiste que grâce à leur merveilleuse faculté d'inattention sur laquelle on finit par compter; en réalité, la plupart des écoliers perdent une bonne partie du temps passé sur les bancs. Ce temps, non seulement perdu mais nuisible, nous le revendiquons pour le jeu : *l'élève ne devrait pas rester assis un instant sans travailler réellement.*

Le mouvement, c'est la joie des enfants et leur santé.

Est-il facile de concilier « la joie des enfants et la tranquillité des parents » ? Est-ce dans l'intérêt des enfants qu'on leur dit sans cesse : Tenez-vous tranquilles ! ne faites pas de bruit ! pas de jeux de mains ! et le reste ? Dans les familles aisées, au retour de la mer ou de la campagne, on se donne une peine infinie pour refréner les habitudes de mouvement perpétuel contractées pendant les vacances : on y parvient bientôt, et les enfants ne tardent pas à perdre leurs fraîches couleurs, leurs chairs fermes et leurs mouvements vifs et décidés. Bientôt on appelle avec impatience le retour de la belle saison pour retourner au bon air; ce n'est pas seulement le bon air qui avait fait merveille, c'est surtout la liberté. Rien ne démontre que l'air des villes soit défavorable à la santé; l'air confiné des maisons et l'absence d'exercice des enfants qu'on y emprisonne pendant plus de vingt heures par jour suffisent amplement pour étioler les jeunes générations. Avec l'habitude des jeux tranquilles, ces victimes de nos mœurs contractent une faiblesse et une pâleur excessives, une passivité à subir toutes les influences climatériques et toutes les maladies de l'enfance.

L'interdiction d'employer les coups, le pain sec et en général toutes les punitions corporelles est une difficulté, car elle prive le maître de moyens d'action qui n'ont rien de contraire à l'hygiène. Loin de regretter ces peines brutales, nous ne voudrions cependant pas qu'il résultât de leur suppression une augmentation de pensums, des privations de récréation et des retenues trop longues. Bien des élèves seraient moins paresseux et fourniraient plus de travail, si on ne leur en demandait pas une somme qui dépasse la mesure de leur application possible; si, au lieu de diminuer pour eux le temps de travail, on le prolonge en manière de punition, on risque fort d'aller directement contre le but proposé. En tout cas, pour les jeunes enfants, le pensum écrit est absolument fâcheux; préjudiciable à l'écriture et aux bonnes habitudes d'attention s'il est gribouillé, il est nuisible à la vue et à la rectitude du corps s'il est fait avec soin.

En résumé, à moins de force majeure, *les récréations auront lieu en plein air; aucun élève ne pourra s'en dispenser, ni par choix, ni pour faire des pensums*, et la plus grande partie des récréations sera employée en jeux de force ou d'adresse.

C'est en vue des récréations qu'il faut ménager dans les écoles des préaux couverts et découverts, ce qui peut conduire à doubler et à tripler la dépense, si l'on se conforme à l'instruction actuelle. Pour la superficie du terrain, tout en maintenant les prescriptions actuelles en ce qui concerne les écoles maternelles, la 1re Sous-Commission propose de dire que, pour les écoles primaires, *la superficie de terrain ne pourra avoir moins de 500 mètres.*

La gymnastique est un des meilleurs moyens de rétablir dans l'économie l'équilibre rompu par l'excès des occupations sédentaires. S'il est permis d'exprimer des réserves sur la nécessité d'établir des agrès dans les communes rurales, l'utilité des exercices d'ensemble, d'un bout à l'autre de l'enseignement primaire, ne fait l'objet d'aucun doute. Ces mouvements offrent un grand intérêt pédagogique, à cause de la précision et de l'instantanéité d'obéissance qu'exige leur exécution.

ÉCOLES MATERNELLES. — C'est dans les écoles maternelles qu'il est le plus facile de se conformer à tout ce que nous venons de dire; aussi voit-on de plus en plus des parents relativement riches envoyer leurs enfants dans ces établissements, où ils peuvent les laisser en toute sécurité et où l'on veille, autant et mieux qu'on ne le ferait dans la famille, à l'exercice convenable et régulier.

Les jeux librement pris au grand air ou dans le préau tiennent ici le premier rang, et c'est affaire aux directrices de trouver la variété désirable, de surveiller autant ceux que le jeu échauffe ou énerve à l'excès que les pauvres lymphatiques timides qui restent volontiers, si on ne les en tire, dans une regrettable immobilité, ne voulant ni n'osant se mêler aux jeux des autres.

Il est regrettable également de voir les enfants, venus dès 7 heures et demie ou 8 heures ou 8 heures et demie, rester immobiles, assis dans le préau sur des bancs mal commodes et dans des attitudes vicieuses, jusqu'à l'heure de l'entrée en classe. Il faut absolument, pendant l'avant-classe, laisser les enfants en liberté dans la cour ou dans le préau, sauf à les mettre au repos quelques minutes avant l'entrée en classe.

Ainsi, *dans les écoles maternelles, au fur et à mesure de leur arrivée, les enfants seront mis en liberté dans la cour ou, quand le temps ne le permettra pas, tenus au préau occupés à des marches d'ensemble, des évolutions ou autres exercices récréatifs.*

Un quart d'heure ou une demi-heure avant l'entrée en classe, ils seront conduits aux privés et maintenus au repos.

Les récréations qui coupent chacune des classes du matin ou du soir seront consacrées à des marches avec chants dans la cour ou dans le préau.

Dans la récréation qui suivra le repas de midi, les enfants seront en liberté dans la cour ou dans le préau. Des jeux, variés autant que possible, seront mis à leur disposition; on choisira de préférence les jeux qui développent la force et l'adresse.

L'inconvénient du travail poussé à l'excès se rencontre d'autant plus rarement que les enfants sont plus jeunes. Leur tendance à l'inattention, leur mobilité d'esprit, les défendent heureusement contre les tentatives de surmenage; aussi n'existe-t-il, en dehors des nécessités du nettoyage, aucune raison pour accorder des vacances dans les écoles maternelles : il est désirable que, sur ce point, l'article 2 du règlement modèle du 2 août 1881 soit reproduit dans tous les règlements départementaux.

La fixation de la durée des classes et des exercices dans les écoles maternelles n'est pas sans présenter de sérieuses difficultés, car, entre l'enfant de deux ans et celui de sept ans, les différences sont plus marquées qu'entre le plus jeune et le plus âgé des écoliers primaires. Aussi faut-il établir, à cet égard, des classifications entre les enfants de l'école maternelle.

L'article 12 du décret du 2 août 1881, ou règlement général, prescrivant la division des enfants en deux sections suivant leur âge et le développement de leur intelligence, appelle une modification. Trois sections nous paraissent nécessaires. Nous voudrions que la *première section* comprît, en moyenne, les enfants de *deux à quatre ans*, la *seconde* ceux de *quatre à six ans*. Une *troisième* section comprendrait *les enfants de plus de six ans révolus*.

La 5e Sous-Commission attribue une très grande importance à ce sectionnement nouveau, et elle tient beaucoup à ce *qu'aucun enfant ne soit admis en troisième section avant l'âge de six ans révolus*.

De plus, la Sous-Commission demande *que les enfants puissent rester à l'école maternelle jusqu'à la fin de l'année scolaire au cours de laquelle ils auront atteint l'âge de sept ans.*

Ces dispositions ont pour but de favoriser le plus possible le premier enseignement de la lecture dans l'école maternelle. On y trouve de nombreux avantages. Il est évident d'abord qu'il est très désirable de décharger l'école primaire de l'enseignement de la lecture tant que faire se pourra. Il est non moins certain qu'il est de toute première importance de ne pas garder en classe pendant six heures par jour des enfants de moins de sept ans; ces séances prolongées sont nuisibles à leur santé, ne peuvent que leur donner des habitudes de flânerie, et leur présence à l'école est une gêne et un embarras pour les maîtres et pour les élèves plus avancés. Il faut donc choisir : soit créer dans toutes les communes de France des écoles maternelles ou des classes enfantines où les enfants resteront jusqu'à l'âge de sept ou huit ans, soit abréger la durée du séjour en classe pour les élèves du cours élémentaire, ainsi que nous en ferons plus loin la proposition.

Mais revenons aux écoles maternelles.

Ni le règlement général, ni le règlement modèle, ne donnent d'indication quant au nombre et à la durée des classes dans ces écoles; nous voyons seulement, à l'article 25 du règlement général, que les leçons ne doivent jamais durer plus d'un quart d'heure ou vingt minutes, et l'article 7 du règlement modèle semble impliquer qu'il y aura classe deux fois par jour.

Les hygiénistes de tous les pays sont à peu près unanimes à déclarer que le nombre des heures de travail intellectuel, que nous définirons en renvoyant à l'énumération faite au paragraphe 1er de l'article 2 du règlement général, ne doit pas dépasser trois heures par jour pour les enfants de sept ans, et qu'aucune leçon ne doit fixer l'attention des enfants de cet âge pendant plus d'un quart d'heure. D'autre part, on est d'accord pour demander qu'environ les deux tiers du temps de travail soient pris sur la première partie de la journée. On arrive ainsi à admettre pour la troisième section deux heures de classe le matin et une heure le soir, et à couper chaque heure de classe par deux repos de sept minutes et demie chacun ($15 + 7\frac{1}{2} + 15 + 7\frac{1}{2} + 15 = 60$). Les deux heures de classe du matin seraient, en outre, séparées par une récréation d'une demi-heure. La durée du séjour en classe doit être encore moindre pour les enfants plus jeunes, soit seulement deux heures et demie pour la seconde section et deux heures pour la première[1].

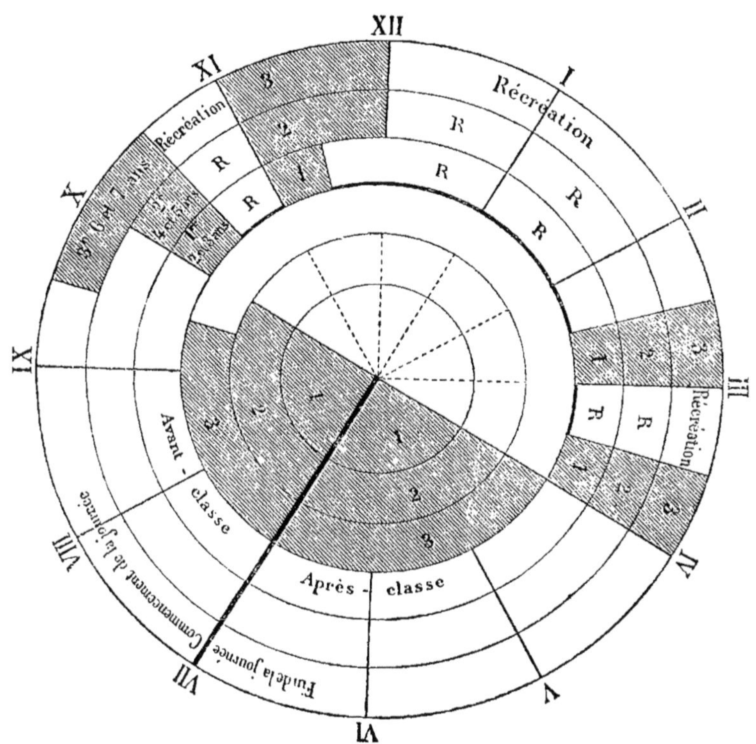

Au surplus, bien des instituteurs expérimentés assurent que le passage par certaines écoles maternelles est plus nuisible qu'utile au progrès des élèves; le peu qu'ils y ont appris est plus que compensé par la mauvaise habitude de considérer la classe comme un lieu d'amusement et de flânerie; plus on réduira la durée des classes dans l'école maternelle,

---

(1) Le diagramme ci-dessus, préparé par la 5e Sous-Commission, donne un modèle de distribution du temps. On n'y a pas figuré les petites interruptions de classe.

mieux cela vaudra pour la santé des enfants : nous l'affirmons d'autant plus hardiment que cette réduction paraît tout au moins inoffensive au point de vue des études ultérieures.

Mais pour réduire au minimum la durée de l'enseignement, les directeurs d'écoles maternelles ont besoin d'une sauvegarde contre certaines familles qui voudraient voir leurs enfants progresser rapidement; les gens peu lettrés sont impatients de voir leur bébé lire et écrire le plus tôt possible; pour les satisfaire, il faudrait tout faire converger vers ce but. Or l'enseignement prématuré de la lecture et surtout celui de l'écriture sont absolument préjudiciables à la vue et même au développement régulier du corps de l'enfant. Rien ne presse d'ailleurs; quand, par d'autres exercices, les petits élèves auront appris à fixer leur attention pendant quelques instants, à se servir de leurs doigts, à obéir sans hésitation, l'enseignement de la lecture et de l'écriture se fera sans difficulté. Le règlement spécial devant être affiché dans l'école et à la mairie, les parents sauront que la directrice obéit à une prescription administrative quand elle met à exécution les dispositions suivantes, qui pourraient figurer en tête de l'article 10.

La durée des classes n'excédera pas deux heures par jour pour la première section, deux heures et demie pour la seconde et trois heures pour la troisième section.

Aucune classe ne durera plus d'une heure sans être précédée et suivie d'une récréation d'au moins une demi-heure. Chaque classe d'une heure sera interrompue deux fois par des repos d'au moins cinq minutes, occupés par des mouvements avec chants ou par une récréation libre; chaque classe d'une demi-heure comportera une interruption.

Malgré la brièveté du temps laissé à l'enseignement dans les écoles maternelles, l'interdiction de mettre des crayons pour écrire entre les mains d'enfants âgés de moins de six ans, stipulée dans une des conclusions du chapitre IV, sera une cause d'embarras pour quelques directrices. Il n'en faut pas moins tenir la main à l'exécution rigoureuse de cette prescription, indispensable pour la conservation de la vue, d'après l'opinion unanime de tous les spécialistes de la Commission.

Au surplus, nous n'avons jamais vu qu'un enfant ait fait des études plus rapides pour avoir appris à lire et à écrire avant l'âge de six ans, et il est bien d'autres occupations aussi propres à fixer l'attention des enfants de la seconde section. Parmi les exercices utiles, nous avons mis au premier rang les mouvements rythmés, tels que la gymnastique et le chant, et, dans le chapitre V, nous avons demandé que l'on augmentât la sévérité des épreuves de chant pour les directrices et inspectrices des écoles maternelles. Peu nous importe que ces dames sachent l'histoire, la géographie ou les finesses de l'orthographe. Il nous faut des chanteuses, bonnes musiciennes; l'éducation musicale peut se faire sans inconvénient dès le premier âge; on y parvient facilement, à condition de s'y prendre assez tôt, et on n'y arrive pas si l'on entreprend trop tard. Nous ne saurions trop pousser à l'éducation de l'oreille, à l'enseignement par l'audition. Le cri est le premier acte de l'enfant à sa naissance; à un an, il comprend la parole et s'y exerce : suivons l'ordre naturel, et si, par surcroît, nous préparons aux générations à venir les jouissances artistiques de l'ordre musical, les seules qu'on puisse se procurer sans dépense dans les campagnes les plus reculées, nous n'aurons pas regret d'avoir résisté à la tendance pernicieuse de faire travailler trop tôt les yeux de nos enfants.

Sans nous permettre de comparer les mérites respectifs des diverses méthodes d'enseignement du chant, nous sommes en droit de faire observer ici que la notation chiffrée de la musique est la seule qui puisse être admise dans les écoles maternelles. L'écriture sur la portée est plus pernicieuse encore pour la vue que l'écriture ordinaire, tout au moins pour les enfants dont les yeux ne sont pas d'une conformation tout à fait régulière. Au contraire, l'écriture chiffrée de la musique, à cause du petit nombre des signes et de l'absence de liaison entre eux, peut précéder sans inconvénient le premier enseignement de l'écriture : *la notation en chiffres est la seule qui puisse être admise pour l'enseignement de la musique dans les écoles maternelles et les classes enfantines.*

Si l'on pouvait avoir des directrices parlant une langue étrangère, rien ne serait plus simple que d'en faire profiter les enfants : à la sortie de l'école maternelle, les enfants pourraient parler à la perfection la langue qu'on aurait choisie : pour l'enfant, l'allemand ou l'anglais ne sont pas plus difficiles que le français. Dans les familles riches, on ne s'y prend pas autrement, et, à trois ans, les enfants les plus mal doués parlent couramment trois langues sans jamais les mêler, pour peu qu'ils aient été mis en contact avec des personnes qui ne leur parlent jamais chacune autrement qu'en sa langue.

Personne n'est plus partisan que nous de la tendance qui consiste à substituer le plus possible le raisonnement à la mémoire, mais il y a temps pour tout. Le jeune enfant est essentiellement imitateur, et s'il raisonne, c'est par des procédés qui échappent le plus souvent à l'esprit des grandes personnes. Pourquoi violenter son naturel et ne pas profiter de cette période d'imitation pour lui inculquer un certain nombre de connaissances utiles et déblayer ainsi le terrain pour l'enseignement primaire? Qu'on fasse apprendre la table de multiplication jusqu'à douze, avant que l'enfant soit capable de faire une addition; qu'on lui enseigne les noms des départements, des chefs-lieux, des sous-préfectures, avant qu'il sache que la terre est ronde, nous n'y voyons pas grand inconvénient, mais qu'on ne lui rompe pas la tête de raisonnements trop subtils pour lui et qu'il fera spontanément plus tard; qu'on s'abstienne surtout de le faire lire et écrire.

Au surplus, l'école maternelle, dans les autres pays civilisés, est essentiellement *municipale* : laissons tous les frais de ces établissements à la charge des communes; ce sera le meilleur moyen pour qu'on n'en crée pas inutilement. Dans ce même ordre d'idées, *les directrices d'écoles maternelles devraient être formées en dehors des écoles normales d'institutrices.*

Classes enfantines. — Par analogie avec ce que nous demandons plus loin pour les écoles primaires, *dans les classes enfantines la présence des enfants n'excédera jamais trois heures.* Les enfants s'en trouveront mieux et la maîtresse chargée de la classe enfantine aura le temps de perfectionner son instruction personnelle et de se préparer au brevet complet. — Nous renvoyons d'ailleurs à ce que nous avons dit page 78.

Il est essentiel que la classe enfantine ne devienne pas une garderie où les parents envoient leurs enfants pour s'en débarrasser; dès qu'on sort de l'école maternelle pour entrer à l'école primaire, il faut que la classe soit prise au sérieux. — Quant au personnel pour la direction des classes enfantines, il nous semble qu'on pourrait le trouver aisément parmi les jeunes titulaires du brevet simple : un poste de ce genre pourrait servir de stage pour la préparation au brevet complet et au certificat d'aptitude pédagogique. On pourrait fort bien supprimer toute limite d'âge pour les maîtresses chargées des classes enfantines, car la possession du brevet suppose l'âge de seize ans au moins : une jeune fille de cet âge, fille ou sœur de l'instituteur et surveillée par lui, peut parfaitement remplir l'emploi en se contentant d'une indemnité très modique.

Pour la répartition du travail et du repos dans les ÉCOLES PRIMAIRES ordinaires, nous remarquerons que le règlement général du 27 juillet 1882 et le règlement modèle du 18 juillet 1882 parlent bien de six heures de classe par jour, mais ne stipulent pas nécessairement la présence de tous les enfants pendant ces six heures. En ce qui nous concerne, nous attacherions un grand prix à diminuer les heures de présence pour les élèves du cours élémentaire, surtout pour ceux de première année. A l'école primaire, comme à l'école maternelle ou dans la classe enfantine, il faut que l'enfant ait l'esprit constamment présent, et ce résultat ne peut être obtenu qu'en le gardant assez peu longtemps et pendant des séances assez courtes pour être certain de ne jamais excéder la mesure de ce qu'il peut donner. Aussi voudrions-nous *régler la durée des classes à trois heures pour la première année du cours élémentaire, à quatre heures pour la seconde année.*

Nous ne nous dissimulons pas les difficultés pratiques d'une combinaison de ce genre, mais elles ont été surmontées dans d'autres pays, et il nous paraît opportun d'en signaler l'utilité au moment où les créations de classes enfantines vont prendre un grand développement et où il est possible encore d'empêcher cette institution, si utile, d'entrer dans une voie fâcheuse. Nous croyons d'ailleurs que les exigences de l'hygiène, en abrégeant la durée des classes pour la division enfantine et pour le cours élémentaire, rendront un signalé service à l'ensemble des études en donnant aux maîtres plus de temps à consacrer aux cours moyen et supérieur.

Pour ne pas toucher au règlement général, nous nous bornons à demander l'insertion, dans le règlement modèle du 18 juillet 1882, de la disposition suivante, qui viendrait à la suite du premier paragraphe de l'article 7 : *Les élèves du cours élémentaire resteront à l'école au maximum deux heures le matin et deux heures le soir, y compris une récréation au milieu de chaque séance. Une classe supplémentaire pourra avoir lieu pour eux le jeudi matin.*

Dans bien des cas, la même salle et la même maîtresse pourraient être affectées alternativement à la classe enfantine et au cours élémentaire, dût-on réduire à trois heures le séjour total des enfants du cours élémentaire; en tout cas, il faut se conformer, pour *le cours élémentaire*, à la règle de *ne jamais consacrer plus d'une demi-heure à un exercice scolaire, y compris les préliminaires, les interrogations et un repos d'au moins cinq minutes.*

Les élèves du cours moyen peuvent parfaitement supporter six heures de présence à l'école, à condition de les couper par des récréations; l'interruption d'un quart d'heure au milieu de chaque classe, prescrite par l'article 7 du règlement modèle, est absolument insuffisante pour des enfants de neuf à onze ans. Pour ne pas troubler ceux du cours supérieur, nous n'apportons pas à cet article une modification aussi radicale que nous eussions voulu le faire, et nous demanderons seulement que, *pour le cours moyen,* dans les écoles à trois maîtres, chaque séance soit coupée par *deux récréations d'environ dix minutes chacune.*

En plus des congés réglementaires, il nous paraît utile d'introduire en France l'usage des *congés de chaleur*. Dans certains pays, quand le thermomètre à l'ombre marque 25 degrés à midi, au moment du départ des élèves, ils sont prévenus qu'il n'y aura pas classe le soir. Évidemment une disposition de ce genre ne peut s'appliquer uniformément à toute la France : c'est bien le cas de profiter de l'heureux système du règlement modèle en y inscrivant à l'article 7, après le second paragraphe :

Quand le thermomètre marquera plus de..... degrés à l'ombre à midi, l'instituteur pourra donner congé pour l'après-midi à une partie ou à la totalité des élèves. Nous avons laissé le chiffre en blanc. Dans notre pensée il devait, suivant les départements, varier de 22 à 30 degrés; l'expérience peut seule renseigner à cet égard et l'on fera bien de proposer d'abord un chiffre assez haut pour être certain de ne pas dépasser dix ou quinze congés de chaleur par an. L'obligation pour l'instituteur, d'inscrire au registre chaque congé de chaleur, suffit pour prévenir l'abus.

La durée bien moins longue du séjour quotidien des enfants à l'école primaire nous dispenserait d'insister, autant que nous l'avons fait pour l'école maternelle, sur la manière dont doit être employé le temps des récréations, s'il ne se présentait ici une autre nature de difficultés : c'est la tendance si louable des maîtres à pousser vivement les progrès de leurs élèves. Il faut être absolument impératif dans la prescription de *faire sortir de classe* tous les enfants pendant les courtes récréations réglementaires; il n'y aura qu'à les laisser faire pour qu'ils jouent; le seul soin à prendre est de les calmer quelques instants avant la reprise du travail. A cet effet, nous dirons :

Pendant les interruptions, les enfants des écoles maternelles joueront en liberté. Deux ou trois minutes avant la rentrée, ils seront mis en rangs et exécuteront une marche au pas; si cette marche n'est pas accompagnée d'un chant, il sera permis de parler dans les rangs.

La 4e Sous-Commission attache une grande importance à ce qu'il ne soit fait *aucun devoir* ni appris *aucune leçon en dehors de l'école* par les élèves du *cours élémentaire.* Un enfant de sept à neuf ans, qui a fourni cinq ou six heures de travail mental dans une journée, a rendu tout ce qu'on peut lui demander; loin de donner à d'aussi jeunes enfants des devoirs à rapporter ou des leçons à étudier chez eux, nous avons demandé qu'on réduisît leur temps de présence à l'école.

Si cette réduction était un fait accompli, on pourrait admettre que les enfants eussent une petite leçon à apprendre chez eux. Les parents la font réciter bien volontiers et cela établit un lien utile entre eux et l'école.

Pour les élèves du *cours moyen, le travail à domicile peut atteindre une heure* environ, et l'on peut exiger de la part des élèves du cours supérieur un travail d'*une heure et demie.* Ces tâches étant calculées d'après l'aptitude au travail d'un élève de force moyenne, il y a lieu de les diminuer pour les enfants souffrants et débiles. Les élèves les mieux doués et les plus énergiques sauront y ajouter des lectures, pour le choix desquelles le maître peut intervenir.

Il est très désirable que ces travaux soient faits réellement à domicile. L'avantage d'habituer la jeunesse à travailler sans surveillance, celui d'intéresser les parents aux études des enfants, suffiraient déjà pour faire *supprimer le plus possible les études surveillées.* Au surplus, ces études sont un supplément d'assiduité préjudiciable à tous les intérêts des maîtres, et la prescription de faire les devoirs à domicile établit pour les enfants un repos forcé entre la classe du soir et le travail supplémentaire. Les habitudes prises sont trop enracinées déjà pour qu'on puisse, par mesure générale, interdire les études surveillées; nous espérons cependant que la circulaire du 22 avril 1882, interdisant les études surveillées *payantes*, finira par avoir raison de l'abus que nous signalons. Quant à l'objection tirée de l'absence de place à la maison paternelle, elle conduirait loin : pourquoi alors ne pas garder les élèves à dîner et à coucher, par crainte qu'ils ne soient pas assez confortablement à la maison? Le but de l'instruction primaire est totalement manqué si l'on n'apprend pas aux élèves à travailler intellectuellement en dehors de l'école.

A l'approche des examens, certains maîtres, animés d'un zèle louable d'ailleurs, réunissent quelques-uns de leurs élèves dans une étude ou dans une *classe spéciale* qui a lieu le matin avant la classe réglementaire. S'il s'agit d'une étude, il faut s'y opposer absolument; mais s'il s'agit d'une classe, et *pour les meilleurs élèves du cours supérieur seulement*, nous n'y voyons aucun inconvénient. Rien n'empêche d'autoriser ces élèves de choix à faire ensuite des travaux personnels pendant les cours réguliers dont ils ont dépassé le niveau. Il faut éviter, s'il se peut, de placer ces classes supplémentaires après la classe du soir. En tout cas, il faut exiger une *récréation d'un quart d'heure au moins entre les classes supplémentaires et les classes ordinaires.*

Au surplus, les maîtres prudents feront bien de *dissuader leurs élèves de se présenter de trop bonne heure* et surtout dès l'âge de onze ans, ainsi que le permet la loi, *aux examens du certificat d'études primaires;* c'est exposer sérieusement la santé des enfants que de les surmener avant l'âge en vue d'un examen.

La journée du dimanche doit être entièrement libre. Si des cours accessoires sont nécessaires, ils ne devraient avoir lieu que le jeudi matin, pour les seuls élèves du cours supérieur, *et leur durée ne devrait jamais excéder deux heures.*

Il est très désirable que l'instituteur organise, le jeudi ou le dimanche, des promenades telles qu'elles ont été prévues et réglées par le *Manuel de gymnastique.* Dans ces promenades, ainsi que dans les séances de gymnastique proprement dite, il faut attacher le plus grand prix à l'exercice de la course de résistance. Une armée sachant courir gagne en force tout ce qu'elle gagne en vitesse.

Si les programmes sont trop chargés pour permettre de faire ce que nous demandons, qu'on les allège; il n'est pas nécessaire que tous les enfants soient de première force en grammaire et en calligraphie. Si l'on n'y prend garde, les écoles deviendront particulièrement propres a fournir des instituteurs, comme notre enseignement secondaire était devenu une parfaite préparation à la section des lettres de l'École normale supérieure. Tout enseignement tend ainsi à tourner dans un cercle : si, par égard pour l'hygiène, on évite de trop charger les enfants, nous espérons qu'ils n'y perdront pas en ouverture d'esprit.

Les vacances des écoles primaires n'ont aucune utilité par rapport à la santé des enfants; du moment où les règles de l'hygiène auront été observées tout le temps, nous n'avons aucun profit à espérer d'un changement d'habitudes; aussi, du point de vue borné qui est le nôtre, il convient de regarder les vacances comme un mal nécessaire auquel il faut se soumettre, par considération pour les maîtres et pour les parents. L'obligation de la fréquentation scolaire impose à cet égard des ménagements, et nous concevons fort bien qu'on ait abandonné au préfet, assisté du conseil départemental, la mission un peu politique de fixer l'époque et la durée des vacances. S'il n'y avait pas à tenir compte de la fatigue des maîtres, nous voudrions que la *durée des grandes vacances* fût très différente pour les différents âges. C'est ainsi que nous voudrions qu'on accordât tout au plus *une semaine* en été aux élèves du cours élémentaire, car à cet âge une interruption quelque peu prolongée fait perdre non seulement les connaissances acquises, mais surtout, ce qui est plus grave, le pli, l'habitude de l'attention, la discipline morale qui sont le levier de tout l'enseignement. Pour les jeunes écoliers, nous avons abrégé la tâche quotidienne; nous voudrions, par compensation, qu'il fût possible d'augmenter le nombre de jours passés annuellement à l'école et nous croyons que les parents ne s'en plaindraient pas.

Pour les élèves du cours moyen, aux congés spécifiés par l'article 18 du règlement modèle, on pourrait joindre des vacances de *quinze jours en été;* enfin, on pourrait conserver les habitudes actuelles pour les enfants du cours supérieur, qui peuvent réellement, à la campagne, rendre des services pendant la moisson et auxquels on pourrait, dans les villes, donner des tâches de vacances pour les habituer à s'instruire alors même qu'ils ne sont plus sous l'œil du maître. Mais en somme, comme hygiénistes, en présence d'enfants qui deviennent des embarras pour les familles, qui n'ont pas la faculté de faire des voyages et qu'on a soigneusement évité de surmener, la nécessité des vacances ne nous apparaît pas et nous inclinons à trouver leur durée actuelle plus longue qu'il ne conviendrait. On pourrait les réduire dans les écoles à plusieurs maîtres, en établissant un roulement dans le personnel enseignant.

Les Écoles primaires supérieures sont de création récente; il importe qu'il s'y établisse tout d'abord, à tous les points de vue, de bonnes habitudes hygiéniques. En l'absence de règlement officiel, nous ne pouvons entrer dans une discussion de détail; nous nous bornerons à dire que, suivant l'âge des élèves, en y comprenant les devoirs et les leçons à apprendre, *le travail intellectuel ne devra pas dépasser plus de sept ou huit heures,* et comme on ne saurait accorder moins de neuf heures au sommeil, il restera huit ou sept heures pour les soins de propreté, les repos, les récréations, la musique, les exercices militaires et gymnastiques et les travaux manuels. C'est ce qui se fait généralement.

Le caractère particulièrement énergique des élèves qui peupleront ces établissements et leur âge plus avancé permettent des séances de travail bien plus prolongées qu'à l'école primaire. Sauf pour le dessin et les travaux manuels, pour lesquels des séances d'au moins deux heures sont nécessaires et ne présentent aucun inconvénient, nous voudrions qu'*aucun exercice ne fût prolongé pendant plus d'une heure et nous poserons une heure et demie comme limite extrême.*

Pour la répartition des récréations dans les Internats primaires supérieurs, on pourra se conformer à ce qui sera dit plus loin relativement aux écoles normales.

Les *vacances* deviennent plus utiles dans ces écoles de degré supérieur; une partie des élèves sont assez éloignés de leurs familles pour ne pas pouvoir y passer les dimanches; il faut faciliter le plus possible ce retour à la maison paternelle : *neuf jours environ* pour le *jour de l'an,* comprenant la veille de Noël et le 1er janvier, *autant à Pâques, trois semaines ou un mois pendant les grandes chaleurs,* donneraient le moyen de retourner trois fois par an chez les parents. — Comme longueur de repos, ces vacances suffisent, et, si ce n'était par égard pour les maîtres, nous n'en voudrions pas davantage.

Pensionnats primaires. — Toutes les considérations qui précèdent sont applicables aux pensionnats primaires. Ces pensionnats avaient leur raison d'être alors que la qualité et le nombre des écoles faisaient défaut. Aujourd'hui que les écoles se sont multipliées et que le niveau de l'enseignement s'est unifié en s'élevant, le mieux serait que cette institution fût supprimée. Pour l'instant, nous devons faire observer que l'instituteur autorisé à tenir un pensionnat manquerait gravement à l'un de ses premiers devoirs, si, pour maintenir l'ordre dans sa maison ou sous prétexte d'occuper les pensionnaires, il les tenait enfermés pendant de longues heures de soi-disant études. Pour l'emploi des récréations, nous renvoyons à ce que nous dirons au sujet des écoles normales.

Nous exprimons le vœu de voir, partout où cela se pourra, le système tutorial se développer et rendre inutiles les pensionnats primaires. Nous n'ignorons pas les difficultés d'une pareille entreprise, si contraire à nos habitudes, mais nous considérons l'internat comme un très grand mal, et il faut faire tout ce qui sera possible pour résister à sa propagation parmi la clientèle de l'enseignement primaire, tant ordinaire que supérieur.

Écoles normales. — Recherchons d'abord quel est le temps laissé disponible pour les récréations. — Il est dit à l'article 1er de l'arrêté du 3 août 1881 que sur les heures de la journée six « environ » seront employées aux soins de propreté, repas, récréations et exercices corporels, mais le même article demande que cinq heures « au moins » soient consacrées au travail personnel. Si nous additionnons les six heures avec les heures indiquées au tableau de répartition des matières d'enseignement (art. 5 du même arrêté), nous trouvons que sur les cent soixante-huit heures de la semaine, en admettant le repos total du dimanche et l'emploi total du jeudi, il en reste une par semaine sans affectation en première année, aucune en seconde et deux en troisième année. Dans ces conditions, les six heures « environ » de repos intellectuel sont singulièrement compromises. Avec le règlement actuel, ces trente-six heures par semaine, qui comprennent les repas, sont déjà ébréchées par sept heures de gymnastique et de travaux manuels, et elles doivent fournir aux matières facultatives, telles que les langues vivantes, la musique instrumentale. C'est encore sur ces six heures qu'on prend les soins de propreté, et il faut entendre par là non seulement la toilette individuelle, mais souvent aussi le nettoyage de tous les locaux.

En réalité, on impose à ces jeunes gens une sorte d'essoufflement intellectuel continu : qu'on leur accorde quotidiennement quelques instants de véritable liberté; nous nous contenterions de bien moins qu'il n'est accordé à l'école polytechnique.

La propagation du goût de la gymnastique est un intérêt social et patriotique de premier ordre, et nous nous associons sans réserve aux efforts de l'initiative individuelle qui peut seule fonder et faire prospérer les sociétés de gymnastique. Nous sortirons même du cadre qui nous est tracé en demandant qu'on tienne la main à l'exécution des règlements concernant l'enseignement de la gymnastique dans les établissements d'enseignement secondaire; la violation permanente de ces règlements est presque un péril national.

Si la gymnastique est indispensable pour les jeunes gens, surtout pour ceux qui se livrent à un travail intellectuel intensif, ses bienfaits sont beaucoup moins évidents pour la population des écoles primaires.

Qu'on y trouve un intérêt pédagogique à cause de la précision et de l'instantanéité d'obéissance exigée par les exercices d'ensemble, qu'on veuille l'imposer comme un correctif des mauvaises attitudes scolaires, rien de mieux; mais nous ne saurions attacher une bien grande importance au développement de cet enseignement dans les écoles rurales.

La modération que nous mettons à demander la pratique des exercices gymnastiques dans les écoles primaires donnera peut-être plus de poids à nos réclamations en faveur de ces exercices dans les écoles normales.

Les élèves-maîtres sont précisément à l'âge où les exercices corporels poussés jusqu'à la fatigue sont absolument nécessaires pour maintenir l'équilibre de la santé. L'arrêté du 3 août 1881, relatif à l'emploi du temps dans les écoles normales, consacre trois heures par semaine à la gymnastique et aux exercices militaires pour les élèves-maîtres et deux heures pour les maîtresses, et spécifie que ce temps sera pris sur les récréations. Pour les institutrices, on peut se contenter des deux heures inscrites au règlement, mais les trois heures accordées pour les élèves-maîtres sont d'autant plus insuffisantes que la partie théorique, la course, la natation, les exercices militaires (y compris le tir et l'intonation) arrivent à réduire notablement le temps consacré à la *gymnastique pure.* Nous demandons *deux heures et demie par semaine,* à raison d'une séance d'une demi-heure par jour, sauf le dimanche et le jeudi. Nous tiendrions à ce que cette leçon fût toujours suivie d'une récréation d'une demi-heure environ, pendant laquelle les élèves qui en auraient le goût ou en sentiraient le besoin seraient autorisés à continuer l'emploi des agrès.

Qu'on ne nous parle pas du temps que l'acceptation de nos propositions enlèverait aux études. Il est démontré qu'une heure d'exercices bien fatigants rétablit l'équilibre de l'économie au point de rendre bien plus profitable le temps consacré au travail intellectuel : nous rendons en réalité aux études utiles plus que nous ne semblons leur prendre au profit du corps.

C'est à l'unanimité que la 1re Sous-Commission adopte la rédaction suivante : *Pour les écoles primaires supérieures et les écoles normales, on se conformera à la règle des trois 8 d'après laquelle, sur vingt-quatre heures, il convient d'en réserver huit au sommeil et de ne pas en consacrer plus de huit au travail intellectuel. La gymnastique, la natation, les exercices militaires, les manipulations chimiques, les travaux manuels et la musique sont les seules matières qui puissent être enseignées en dehors des huit heures de travail.*

Plus il est difficile d'obtenir la pondération convenable entre les exercices du corps et ceux de l'esprit, plus nous devons insister pour qu'on s'y applique. Les jeunes paysans qui ont peiné toute la semaine se décident difficilement à prendre le dimanche un livre ou à jouer aux jeux tranquilles : les boules, les quilles, la danse, voilà leurs délassements, tandis que l'homme d'étude, s'il se laisse aller, cherchera plus volontiers sa distraction dans une partie de whist ou d'échecs qu'aux jeux en plein air, qui lui seraient si profitables. Chez les uns comme chez les autres, il se produit une sorte d'entraînement par l'habitude auquel il est nécessaire d'opposer la résistance la plus patiente et la plus ingénieuse. En ce qui concerne les écoles normales, nous voudrions y voir des assortiments de jeux tels que cerceaux, volants, balles, cordes à sauter, crockets, etc., pour les filles, et pour les garçons, des balles, des raquettes, des boules, des quilles, un cricket, etc., sans parler des jeux qui sont restés populaires dans différentes régions de la France : la dépense ne serait pas grande et le profit serait considérable. Il faut recommander encore les jeux de course et de saut, particulièrement le jeu de barres, où se déploient tour à tour l'agilité, la décision du coup d'œil, la rapidité de l'exécution et l'énergie de la volonté. Les récréations prolongées sont nécessaires pour pouvoir engager les grandes parties de jeu, si favorables à la formation des caractères.

On ne saurait trop le répéter, la fatigue corporelle n'est pas seulement salutaire au point de vue du développement physique; quand elle n'est pas poussée à l'excès, elle agit favorablement sur le travail intellectuel. C'est de plus, au moment de l'adolescence, un préservatif moral des plus efficaces : nous signalons tout particulièrement ce point de vue aux réflexions des directeurs.

Nous avouons d'ailleurs ne pas comprendre l'utilité de surmener les élèves-maîtres. A leur sortie de l'école primaire, ils savent à peu près tout ce qu'ils auront à enseigner : où peut être la difficulté pour eux d'apprendre en cinq ou six ans ce qui leur manque? Il n'y a pas à les bourrer de connaissances, mais à développer leurs qualités morales et leur jugement, à étendre leur horizon. Il faut que l'école normale soit un intermède entre les sept ans qu'ils ont passés à l'école rurale comme élèves et les trente ans qu'ils y passeront comme maîtres : en les surchargeant de travail, on risque fort de passer à côté du but. Les heures de liberté contribueront à en faire des hommes distingués.

Si l'on nous objecte l'impossibilité de trouver tous les jours les heures de récréation indispensables, bien qu'à la rigueur notre rôle doive se borner à exposer des desiderata, nous répondrons que cette impossibilité n'est pas absolue. Un premier moyen, qui serait de prendre sur les cinq heures de travail personnel ou sur les exercices facultatifs, nous paraîtrait fâcheux.

Un second moyen serait de raccourcir le temps consacré à l'enseignement. Cela nous paraît extrêmement facile. Ne pourrait-on pas réduire à des interrogations l'instruction morale et civique, en mettant entre les mains des élèves le manuel dont se servirait le professeur? Ne peut-on pas *abréger beaucoup le cours de langue et de littérature françaises?* Pourquoi continuer des dictées, des analyses, etc.? Les hygiénistes de tous les pays, sans s'être donné le mot, paraissent s'accorder à traiter en ennemie l'étude de la langue maternelle, qui absorbe la plus grande partie du temps des écoliers; il nous semble que si les instituteurs ne recevaient pas de « notions historiques sur l'origine de certaines règles », telles que « l'origine du pluriel en *aux*, l'adjectif *grand*, l'origine du futur et du conditionnel, l'origine des adverbes en *ment* », etc., ils ne seraient pas tentés d'enseigner à leur tour ces belles choses à des enfants destinés à quitter l'école sans avoir acquis une foule d'autres connaissances plus nécessaires. Empruntant à M. Gréard l'expression de notre pensée, nous répéterons que « la grammaire a des anomalies et des subtilités dans le secret desquelles il est tout à fait inutile de faire entrer les enfants ». Les jeunes gens qui entrent à l'école normale savent assez de grammaire pour qu-il y ait intérêt à en rester là : un enseignement complémentaire verserait nécessairement du côté de la subtilité. Nous en aurions long à dire sur les programmes des écoles normales, mais ce serait trop nous écarter de notre rôle spécial d'hygiénistes.

Un autre moyen nous fournirait aisément du large : il suffirait, en effet, de réduire un peu la durée des grandes vacances, qui a été malheureusement fixée à sept semaines par l'article 34 du décret du 29 juillet 1881. En effet, défalquant les dimanches, jeudis, vacances et congés, il reste au maximum deux cent quatorze jours de plein travail. En admettant dix heures de travail par jour, pour gagner une heure de récréation par jour, il faudrait prendre vingt et un jours de travail en plus. Bien que trois semaines de vacances suffisent pour les jeunes gens, il conviendrait, par égard pour les maîtres, de conserver au moins un mois; ajoutons même, de Noël au 1er janvier, une semaine qui donnerait un repos utile après lequel on reviendrait avec de nouvelles forces. Nous n'en gagnerions pas moins pour l'année une cinquantaine d'heures de travail qui, combinées avec une légère réduction des programmes, permettraient de donner les heures de plein repos qu'il nous faut pour chaque jour de plein travail. D'ailleurs les parents qui ne sont pas riches sont parfois fort embarrassés de ces grands garçons qu'ils nourrissent à ne rien faire pendant deux mois.

En résumé, *il serait utile d'accorder, dans les écoles normales, dix jours de congé de Noël au 2 janvier, une semaine à Pâques, et de réduire à quatre ou cinq semaines la durée des grandes vacances.*

Quant à l'époque des vacances, il importe évidemment de la faire coïncider avec les grandes chaleurs : nous proposerions volontiers la date du 5 août, en mémoire de la nuit du 4 août 1789. La rentrée aurait lieu le 9 septembre. Les élèves de troisième année auraient d'ailleurs toujours un repos suffisant avant d'aller rejoindre leur poste.

Nous ne prétendons pas qu'il faille fixer une date uniforme pour les vacances dans toute la France, mais il serait bon de prescrire tout au moins que *la rentrée, dans les écoles normales, aura lieu au plus tard le 15 septembre.*

Dans toute cette question des vacances, on oublie trop que les facilités de transport ont complètement modifié les conditions anciennes. Tandis qu'il était parfaitement sage autrefois, par économie de temps et d'argent, d'accorder une seule interruption annuelle bien longue aux élèves de l'enseignement secondaire, et surtout aux étudiants, qui avaient souvent à traverser toute la France pour rejoindre leurs familles, rien n'empêche aujourd'hui de donner partout les trois courtes vacances que nous demandons. Qu'on en fasse l'expérience. Bien peu d'élèves manqueront d'aller chaque fois auprès des leurs, et cela d'autant plus sûrement qu'en règle générale, pour les écoles normales, les jeunes gens appartiennent à des familles établies dans le département où est située l'école.

Les conseils de M. Carré, inspecteur général, nous ont été particulièrement utiles pour la rédaction de ce chapitre dont les conclusions ont été formulées par la 1re Sous-Commission, en ce qui concerne l'hygiène des internats.

IX

MÉDECINE DES ÉCOLES.

L'article 32 du règlement général des écoles maternelles (décret du 2 août 1881) stipule qu'un médecin nommé par le maire visite une fois par semaine les écoles maternelles et inscrit ses observations sur un registre particulier. D'autre part, chaque école normale possède un médecin, désigné par la commission de surveillance. Entre ces deux degrés extrêmes de l'enseignement, la grande masse des écoles primaires ne reçoit pas de visites médicales. Tout repose actuellement sur la bonne volonté des municipalités; il n'est pas mauvais qu'il en soit ainsi; une organisation hiérarchisée de services médicaux dans les écoles serait une entrave pour ceux qui, dans un avenir prochain, recevront la mission d'organiser la médecine en France.

Dans un trop grand nombre de cas, le rôle du médecin se borne à faire acte de présence à l'école; il ne lui est pas prescrit d'examiner les locaux ni de passer les élèves en revue, et comme il reçoit une indemnité médiocre, sa conscience est satisfaite quand il a demandé s'il n'y a rien de nouveau. Il importe donc de mettre les maîtres au courant de plusieurs questions qui, dans une bonne organisation, devraient être du ressort du médecin.

C'est pour ces motifs que la 5e Sous-Commission, par la plume si autorisée du docteur Napias, termine son rapport en disant : « Celles des modifications auquelles la Sous-Commission tient le plus ont pour but d'introduire les *notions d'hygiène dans les programmes* des cours et des examens pour la direction et l'inspection des écoles maternelles, et de stipuler *l'adjonction d'un médecin hygiéniste au jury d'examen* tel qu'il existe actuellement.

« Il ne paraît pas possible en effet d'obtenir une exécution précise des règlements et instructions relatifs à l'hygiène des écoles si le personnel n'est pas en situation d'en comprendre l'utilité et d'en apprécier la valeur. »

Obéissant à un sentiment tout à fait analogue, la 4e Sous-Commission a voulu aller au plus pressé; il ne lui suffisait pas d'attendre que le régime des examens fût modifié; elle a voulu mettre dès maintenant entre les mains des maîtres et des maîtresses un *Manuel d'hygiène scolaire* dont elle a arrêté la rédaction. Il appartient à la Commission générale de recommander à M. le Ministre *la publication* de l'important travail de la 4e Sous-Commission, auquel nous avons fait de nombreux emprunts.

Dans tous les précédents chapitres, nous avons eu exclusivement en vue l'hygiène, c'est-à-dire les précautions à prendre pour prévenir les maladies, pour fortifier les élèves et pour conserver dans leur intégrité les organes des sens. Que faut-il faire en cas de maladie?

Un grand nombre de maladies peuvent atteindre l'enfance pendant la période scolaire. La peau de l'enfant est délicate, les muqueuses sont sensibles à l'excès, de là des éruptions plus faciles, des inflammations catarrhales interminables avec tendance aux récidives et à la chronicité. Le retentissemeut de ces lésions de surface sur le système ganglionnaire est fort commun, et pour peu que l'enfant ait été touché par la diathèse scrofuleuse, on sait quel danger sa santé peut courir. Le rapide développement que subit l'appareil céphalo-rachidien constitue une prédisposition aux méningites, aux encéphalites; les convulsions, la chorée, l'épilepsie, se montrent aussi fréquemment dans cette période de la vie. La diphtérie fait alors ses plus grands ravages. La coqueluche trouve un terrain tout préparé et c'est par excellence l'époque des fièvres éruptives.

La délicatesse, l'impressionnabilité des organes, ont une bonne part à réclamer dans la fréquence, chez l'enfant, des affections des voies respiratoires. Les fièvres intermittentes, dans les pays marécageux, font beaucoup de ravages chez les enfants de moins de dix ans.

Nous ne citons que pour mémoire le goître scolaire, qui a été signalé en Auvergne, en Savoie et en Dauphiné; il tient sans doute à des conditions qui appartiennent plutôt à la contrée qu'au milieu scolaire.

Rappelons la fréquence de la myopie scolaire et de la scoliose, dont nous avons déjà parlé dans un autre chapitre, et citons les saignements de nez et les maux de tête si fréquents dans les écoles mal ventilées et chez les écoliers surmenés.

Lorsqu'un élève, dans une école ou dans un pensionnat, a été atteint d'une maladie contagieuse, il est nécessaire, pour empêcher le mal de se répandre, de prendre des précautions sur lesquelles les médecins ne sont pas d'accord. Le mieux serait, quant à présent, de se conformer aux prescriptions suivantes, qui ont été formulées récemment par l'Académie de médecine :

1° *Les élèves atteints de la varicelle, de la variole, de la scarlatine, de la rougeole, des oreillons ou de la diphthérie, seront strictement isolés de leurs camarades.*

2° *La durée de l'isolement devra être de quarante jours pour la variole, la rougeole (?), la scarlatine et la diphthérie; de vingt-cinq, pour la varicelle et les oreillons.*

3° *L'isolement ne cessera que lorsque le convalescent aura été baigné.*

4° *Les vêtements que l'élève portait au moment où il est tombé malade devront être passés dans une étuve à plus de 90 degrés et soumis à des fumigations sulfureuses, puis bien nettoyés.*

5° *Les objets de literie, les rideaux de lit et la chambre d'isolement, les meubles et les parois même de la chambre devront être largement désinfectés, lavés, puis aérés.*

6° *L'élève qui aura été atteint, en dehors d'un établissement d'instruction publique, de l'une des maladies énumérées dans ce rapport, ne pourra être réintégré que muni d'un certificat de médecin attestant qu'il a satisfait aux prescriptions ci-dessus énumérées.*

Nous ajouterons qu'il y a lieu de *recommander à l'Assistance publique* le système des *colonies de vacances* sur lequel notre collègue M. Dally a appelé l'attention de la 4e Sous-Commission et celui des *écoles de rachitiques*, qui donnent de si bons résultats en Italie.

Écoles maternelles et primaires. — Si l'on considère que la population scolaire constitue près du sixième de la population totale du pays, on reculera peut-être devant l'idée de donner des soins médicaux complets et gratuits à toute la jeunesse des écoles. Il semble que pour les externats le rôle du Gouvernement doive se borner : 1° à faire appliquer les règles générales de l'hygiène, en surveillant la construction et la bonne tenue des locaux et l'exécution des prescriptions relatives aux récréations, etc.; 2° à apprécier les cas où l'état morbide des enfants doit les autoriser à suspendre ou à restreindre la fréquentation de l'école; 3° à empêcher les épidémies de s'aggraver par l'inobservation des règles quarantenaires que l'Administration a le devoir d'édicter; 4° à décider la fermeture temporaire des écoles infectées.

Pour montrer que les idées que nous avons exprimées peuvent parfaitement entrer dans la pratique, nous intercalons ici une circulaire dont les heureux effets n'ont pas tardé à se faire sentir à Bruxelles et qui a été adressée au personnel enseignant par le service d'hygiène de cette ville.

Principiis obsta.
Combattez le mal dès le principe.

« Des affections morbides qui peuvent atteindre le corps humain, les unes ne sont nuisibles ou dangereuses que pour le malade seul, les autres peuvent le devenir par contamination ou infection pour les personnes de l'entourage.

« Dans le premier groupe se classent toutes les maladies du cadre nosologique; dans le second, plus spécialement les maladies contagieuses, telles que la fièvre typhoïde, la scarlatine, etc.

« Il serait nécessaire, pour sauvegarder l'état sanitaire d'une école, de constater la présence de ces dernières affections dès leur début, afin d'en empêcher la propagation; l'instituteur devrait donc *être mis* à *même* d'en reconnaître les signes prodromiques positifs. Il n'est malheureusement pas possible de réaliser ce desideratum; car ces affections n'offrent que rarement, dans leur période initiale, un caractère tranché; elles échappent même parfois à l'œil attentif et exercé du médecin. Est-ce à dire qu'il faille laisser croître et s'étendre le mal avant de pouvoir s'y opposer? Nullement, car l'étude de certains symptômes généraux permettra toujours de reconnaître à son début la présence d'une maladie grave, et si parfois on versait dans une erreur qui, d'ailleurs, ne saurait entraîner de préjudice réel, si l'on attribuait de la valeur à une indisposition qui n'en a pas, on aurait en revanche la certitude de ne pas laisser subsister au sein d'une école des germes morbifiques. Du reste, le retour d'un enfant dans sa famille, ou son isolement dans une infirmerie, ne peut que lui être favorable, si son état de santé est compromis, n'importe à quel degré. Jamais un excès de prudence ne serait à blâmer en pareil cas.

« Nous nous proposons de décrire succinctement et à grands traits les signes des maladies qui permettront à l'instituteur de prendre sans retard des mesures préservatrices convenables.

«Pour faciliter l'exposition de ces signes, nous diviserons les affections transmissibles en : *A.* maladies internes avec fièvre initiale; *B.* maladies internes dans lesquelles la fièvre est peu marquée au début; *C.* maladies sans fièvre, et enfin *D.* maladies externes ou ayant leur siège à la surface du corps.

« *A.* — La première catégorie comprend : la *variole,* la *scarlatine,* la *grippe.*

« Les symptômes qui attirent dès l'abord l'attention sont ceux d'un état fébrile intense : une forte douleur de tête, générale ou localisée; une chaleur exagérée de la peau; une injection oculaire marquée par un pouls vif, plein et dur; un accablement général; une prostration physique et intellectuelle ou une agitation insolite; parfois des nausées, des vomissements, de la courbature et des douleurs dorsales et des membres; une soif intense, une grande sécheresse de la bouche et un enduit sale de la langue.

« *B.* — Les affections de la deuxième catégorie dans lesquelles la fièvre ne se présente pas toujours dès le début sont : la *fièvre typhoïde,* la *rougeole,* le *croup,* l'*angine couenneuse* et la *varicelle.*

« A la période initiale de ces maladies, l'accablement est la règle; il existe une faiblesse corporelle et intellectuelle, une inattention marquée. Outre ces symptômes, auxquels peuvent se joindre ceux de la fièvre, décrits plus haut, il faut noter encore : pour la *fièvre typhoïde,* une sorte d'hébétude qui se lit dans le regard, une douleur continue des membres, une somnolence avec lourdeur de tête, saignements de nez; pour la *rougeole,* une toux saccadée, persistante, agaçante, des éternuements fréquents, du larmoiement et un éclat brillant des yeux; pour le *croup* et l'*angine couenneuse,* la raucité de la voix, une toux à accent particulier, pareil à celui qu'elle produirait en vibrant dans un tuyau de métal; en outre, le fond de la gorge, tuméfié, laisse apercevoir des plaques blanchâtres recouvrant partiellement les amygdales et la luette. Le danger de propagation de ces deux dernières affections est extrême.

« La *varicelle* est la plus bénigne des affections contagieuses; elle ne se reconnaît souvent qu'à l'apparition sur le corps de papilles rouges auxquelles succèdent rapidement des vésicules à tête arrondie et contenant une sérosité transparente.

« *C.* — Les maladies transmissibles sans fièvre au début sont : la *coqueluche*, les *ophtalmies catarrhales* et *granuleuses.*

« La *coqueluche* a tout d'abord l'apparence d'un rhume; seulement la toux est plus saccadée, plus persistante et plus vibrante; la concomitance connue d'un cas de cette affection dans la famille de l'enfant contribuera à éclairer le diagnostic. Plus tard, l'affection se reconnaît sans erreur possible à des accès très caractérisés : ce sont des quintes formées de secousses de toux continues qui produisent une sorte de suffocation passagère, bleuissent la face, gonflent et font larmoyer les yeux, et aboutissent à un cri particulier, cri de rappel semblable à celui du coq, et à une abondante expulsion de mucosités filantes et claires. Ces accès ne peuvent être méconnus par aucune des personnes qui en ont été une fois spectatrices.

« Les *ophtalmies contagieuses* sont reconnaissables à la rougeur des yeux, au gonflement des paupières, à la photophobie ou crainte de la lumière, à la douleur dont l'organe est le siège, et surtout à l'abondance d'un liquide louche qui s'échappe des angles et du bord libre des paupières.

« Au groupe des maladies non fébriles, nous devons ajouter les affections du système nerveux dont la propagation n'est pas due à un principe morbide virulent ou miasmatique, mais qui peuvent reconnaître pour cause l'imitation ou la peur.

« Ces maladies sont : l'*épilepsie*, les *convulsions*, les *attaques de nerfs*, la *chorée.*

« Les enfants atteints de ces affections spasmodiques doivent être immédiatement soustraits à la vue de leurs camarades. Nous croyons donc nécessaire d'entrer, à ce sujet, dans quelques détails, afin que l'instituteur puisse prendre sans délai les mesures opportunes, et signaler plus tard au médecin inspecteur les symptômes observés pour statuer, d'accord avec celui-ci, sur le renvoi ou sur la réadmission de l'élève.

« 1. *Vertige épileptique.* — Le malade s'assied ou tombe; la face est pâle et immobile, les yeux sont hagards, des tremblements involontaires agitent les membres supérieurs et la face; retour facile de l'intelligence après deux ou trois minutes.

« 2. *Épilepsie ou mal caduc.* — L'enfant pâlit, parfois jette un cri, tombe privé de connaissance et frappé d'insensibilité; la respiration s'arrête, le corps se raidit, puis est secoué violemment par des alternatives de contraction et de relâchement musculaire. La face devient d'un rouge violacé, les traits sont déviés et agités de mouvements convulsifs, les dents grincent, la langue est souvent mordue et déchirée, une mousse écumeuse et quelquefois sanglante, poussée par les mouvements saccadés d'une respiration sifflante, sort avec bruit d'entre les lèvres; puis, retour de la respiration normale, pâleur de la face, somnolence. L'enfant s'éveille étonné, hébété, brisé par la fatigue. Ces accès sont variables en nombre et en durée chez le même malade, et à l'origine, la santé peut être parfaite dans les intervalles.

« 3. *Attaque de nerfs.* — Cette affection est moins grave et ne peut atteindre que les plus âgées parmi les jeunes filles des écoles; l'imitation est une cause puissante de son développement. Ces attaques peuvent être provoquées par la moindre contrariété. Les symptômes sont : agitation générale, cris, pleurs, mouvements beaucoup plus étendus que dans l'épilepsie; la perte de connaissance est nulle ou incomplète. La malade doit être exclue de l'école jusqu'à ce qu'il soit bien démontré que la crise, développée accidentellement par une cause morale, ne tend plus à se reproduire.

« 4. *Convulsions de l'enfance.* — Dans les classes maternelles, les convulsions peuvent être produites par des causes diverses : émotions, peur, indigestion, vermination, etc. L'enfant doit être isolé et transporté immédiatement chez ses parents.

« 5. *La chorée.* — Cette affection est bien plus dangereuse au point de vue de la propagation par imitation; elle est permanente et consiste dans la production de mouvements involontaires, irréguliers, désordonnés, qui peuvent occuper tout le corps ou se borner à un membre, à un côté du corps, au cou, à la face. Parfois très légère, elle peut s'étendre au point de détruire toute possibilité de mouvements volontaires et d'empêcher la marche.

« Tout choréique doit donc être renvoyé de l'école et ne peut y reparaître qu'après un temps assez long, sa guérison étant manifeste.

« Les *tics nerveux,* forme localisée de la chorée, motivent comme celle-ci l'ostracisme; seulement, pour certains tics moins caractérisés, la mesure peut sembler rigoureuse; la sentence, dans ce cas, sera réservée au médecin.

« *D.* — Dans la dernière classe des maladies contagieuses, nous plaçons celles qui sont produites par des parasites animaux ou végétaux et qui siègent à la surface du corps.

« Bien qu'une description succincte permette de reconnaître ces affections, il est nécessaire, pour justifier le renvoi d'un élève, que celui qu'on soupçonne d'en être atteint soit présenté au médecin de l'école, lequel confirmera le diagnostic; en attendant, il est prudent d'isoler l'enfant de ses compagnons dans la classe même.

« Ces affections sont : 1° la *gale;* 2° les *teignes,* qui se subdivisent en : faveuse, tonsurante et décalvante. On les reconnaît aux caractère suivants :

« 1. *Gale* (parasite animal). — La gale est le résultat de la présence sous l'épiderme d'un animal particulier (l'*Acarus scabiei*). Symptômes : petites vésicules transparentes au sommet, dues à l'existence de l'acarus, et siégeant principalement à la face interne et à la commissure des doigts, aux poignets, aux bras, aux aisselles, sur le ventre, etc. Ces vésicules produisent une vive démangeaison, surtout pendant la nuit, et sont presque toujours déchirées par le malade et remplacées par une croûte brunâtre. Il en part fréquemment une petite traînée blanchâtre ou grisâtre de 2 à 5 millimètres de long, se terminant par une bosselure d'une couleur foncée où se loge l'acarus. La gale peut se guérir en quelques heures si elle est convenablement traitée.

« 2. *Teignes.* — Elles sont caractérisées par des parasites végétaux.

« *Teigne faveuse* (végétal : l'*Achorion*), siège généralement sur la tête. Symptômes : petites croûtes jaunâtres, inégales, constituées par des espèces d'écailles creusées en godets; les cheveux, décolorés, grêles et cassants, traversent ces croûtes, qui peuvent envahir la totalité du cuir chevelu.

« La démangeaison est assez vive. La tête exhale une odeur caractéristique analogue à celle de l'urine de chat. Cette affection entraîne à sa suite l'alopécie ou calvitie.

« *Teigne tonsurante* (végétal : le *Tricophyton tonsurant*), siège sur le cuir chevelu. Signes : cheveux grêles, friables, moins colorés que ceux des parties voisines; de noirs ou de blonds ils sont devenus rougeâtres ou d'un gris cendré; de plus, ils sont rompus très inégalement à 2 ou 3 millimètres au-dessus du niveau de l'épiderme. Il se forme ainsi par la chute des cheveux une véritable tonsure de l'étendue d'une pièce de 2 francs et au delà. La surface de ces plaques est inégale, couverte d'aspérités et de débris grisâtres, pulvérulents, et offre une teinte un peu bleuâtre.

« *Teigne décalvante ou pelade* (végétal : le *Miscrosporon*), siège sur toutes les parties couvertes de poils : cuir chevelu, sourcils, etc. Signes : démangeaisons, chute des poils, des cheveux, précédée parfois, mais non constamment, par des altérations de résistance et de couleur. Les plaques dénudées, de grandeur variable, sont unies; la peau est douce et d'une blancheur remarquable. Cette affection, qui paraît très innocente, est peut-être la plus grave des teignes; elle passe longtemps inaperçue et peut laisser le corps entier complètement dépourvu de poils. L'habitude qu'ont les enfants, dans leurs jeux, d'utiliser la coiffure les uns des autres, est la cause la plus fréquente de contagion. Il faut donc les mettre en garde contre cette coutume réprouvée par l'hygiène. »

Par des instructions analogues à celles qu'on vient de lire, les municipalités mettront le personnel enseignant en mesure de faire beaucoup de bien. Si, de plus, on organise une inspection médicale, il faut exiger des médecins chargés de ce service des connaissances spéciales : la démographie, l'anthropologie, les procédés d'examen des organes des sens, de visite de la bouche, etc., doivent constituer une partie du bagage du médecin scolaire.

Écoles normales. — Dans les internats, l'Administration est substituée entièrement aux familles. Il lui incombe de soigner les malades qu'elle ne peut renvoyer chez eux à cet effet, et les écoles normales doivent posséder des *infirmeries avec chambres d'isolement.* Nous introduisons dans le règlement relatif à la construction des écoles normales des indications sur les conditions que doit remplir l'infirmerie.

Nous ne pouvons quitter les écoles normales sans insister sur les conclusions du remarquable rapport rédigé par MM. Bouchard et Bourceret en 1881 au nom d'une commission chargée de faire une enquête sur l'état sanitaire de l'école normale d'instituteurs de la Seine, et en particulier sur une épidémie de fièvre typhoïde. Il paraît probable que l'âge, le défaut d'acclimatation, la fatigue nerveuse, l'insuffisance de la vie au grand air et le défaut d'activité corporelle ont rendu les élèves particulièrement aptes à contracter la fièvre typhoïde. Les germes du mal pouvaient exister dans l'eau employée en boisson ou provenir des puisards et des fosses dont les gaz pénétraient librement dans l'établissement. La situation était en outre d'autant plus mauvaise que l'école était située au-dessus d'un sous-sol argileux, en contre-bas de la colline de Passy.

Au cours même de notre travail, nous avons proposé toutes les prescriptions nécessaires pour éviter les causes de maladie énumérées par MM. Bouchard et Bourceret. Si nous y revenons, c'est pour dire que l'observation des règles de l'hygiène est particulièrement nécessaire pour la construction des écoles normales et pour l'emploi du temps dans ces établissements. Nous remarquons avec regret que, sur ces derniers points, aucune suite n'a été donnée au rapport que nous venons de citer : témoin l'épidémie de fièvre typhoïde qui s'est produite peu de temps après à l'école normale d'Auxerre; le directeur a payé de sa mort l'inapplication des prescriptions si sages de la commission chargée de l'enquête d'Auteuil.

Malgré ce nouvel avertissement, le surmenage, le mauvais état des latrines, et le reste, continuent à être à l'ordre du jour dans les écoles normales.

X

BÂTIMENTS.

Les principales conditions que doivent remplir les constructions scolaires résultent des desiderata exposés dans les précédents chapitres, et notre tâche pourrait se borner ici à présenter nos observations sur l'instruction du 28 juillet 1882, en y joignant quelques indications relatives aux écoles maternelles et aux écoles normales. Mais nous devons avouer sans détour que la divergence entre nos idées et celles qui ont présidé jusqu'ici à la rédaction des documents de ce genre est trop profonde pour qu'il nous soit permis de la dissimuler. Les architectes éminents dont les avis ont été suivis jusqu'ici n'ont pu se résigner à sacrifier leurs goûts artistiques et sont tombés dans des erreurs analogues à celles du célèbre auteur de la colonnade du Louvre, lorsqu'il construisit l'Observatoire de Paris, si monumental, mais si défectueux que les astronomes durent aussitôt établir leurs principaux instruments autour du monument qui leur était destiné. D'autre part, les auteurs des anciens règlements croyaient n'avoir pas à compter avec la dépense; de leur point de vue spécial, l'école c'était le bâtiment, tandis que pour nous, l'école c'est le contenu; à les entendre, il fallait bâtir le plus possible et le plus magnifiquement possible. Nous allons dire pourquoi nous voudrions qu'on construisît moins et avec une simplicité n'excluant pas l'élégance et le bon goût. A notre avis, les écoles devraient être bâties au moins autant pour les élèves que pour les passants.

Nous avons le profond sentiment de notre ignorance sur beaucoup de questions; les progrès que l'hygiène a faits dans ces derniers temps nous paraissent marquer les premiers pas d'une science importante, aussi ne doutons-nous pas que, dans peu d'années, les idées que nous avons exposées dans ce mémoire ne paraissent absolument surannées. Dans cette conviction, nous estimons qu'il serait téméraire de bâtir comme pour l'éternité; loin de là, il faudrait, dans la mesure du possible, faire du provisoire et surtout adopter des solutions qui ne compromettent pas l'avenir.

Nous pensons que le temps pourrait bien apporter de notables changements à l'organisation scolaire du pays. Qui sait si, avec le perfectionnement des voies de communication, certaines écoles construites récemment à grands frais ne sont pas destinées à être partiellement désertées et à ne plus recevoir que de tout jeunes enfants? Par une conséquence indirecte de la loi mémorable du 16 juin 1881, les écoles ne sont autant dire plus des établissements communaux, car le personnel enseignant est rétribué exclusivement par l'État. Jusqu'ici, quand les élèves des cours supérieurs des petites écoles rurales voulaient faire quelques kilomètres matin et soir pour profiter de l'enseignement plus relevé qu'ils espéraient trouver dans une grosse commune voisine, le maire de cette commune avait le droit de les refuser, et il en usait, tout comme le maire de leur commune, d'accord avec l'instituteur, cherchait à les retenir pour ne pas laisser tomber le produit de la rétribution scolaire. Il est à prévoir que ces habitudes, n'ayant plus aucune raison d'être, vont disparaître peu à peu, au grand profit de tout le monde.

Qui nous assure aussi qu'il ne sera pas donné bientôt satisfaction au vœu si pressant que nous avons exprimé en faveur du rétablissement des écoles mixtes, qu'on continue tous les jours à dédoubler? Telle commune s'est obérée pour quinze ans à construire deux écoles monumentales, impropres l'une et l'autre à être transformées en école mixte, le jour où nos idées viendraient à prévaloir.

Qui oserait affirmer qu'au lendemain de la construction d'une école, telle commune ne rentrera pas en possession d'un presbytère, dont la désaffectation eût suffi pour éviter de charger pour longtemps son budget? Il est à prévoir que nous verrons refleurir le *binage :* il n'y aura pas toujours autant de prêtres que d'églises, et bien des presbytères redeviendront libres.

Qui saurait aussi nous dire si la suppression prochaine de l'engagement décennal n'obligera pas à augmenter la population des écoles normales, ou si, au contraire, le développement de l'enseignement primaire supérieur ne permettra pas de relever le niveau des examens d'admission à ces écoles, qui deviendraient alors trop vastes? En effet, cette amélioration dans le recrutement permettra peut-être de réduire la durée du séjour dans ces écoles à deux ans, peut-être même à un an, c'est-à-dire au temps nécessaire pour développer les aptitudes pédagogiques des jeunes gens.

Nous n'insistons pas sur les considérations de ce genre, parce qu'elles sont d'un ordre étranger à la mission qui nous a été confiée, mais revenant à ce qui est de notre compétence spéciale, nous ferons remarquer que sans l'intervention de notre regretté collègue M. Parrot et s'il ne s'était pas produit une discussion sur ce sujet devant la Société d'hygiène et de médecine publiques, on eût vu construire par centaines des écoles éclairées exclusivement par de vastes fenêtres tournées du côté du nord, c'est-à-dire absolument inhabitables. Nous éprouvons une grande appréhension en voyant les erreurs de nos devanciers; nous craignons de donner des conseils trop précis, et le seul sur lequel aucune hésitation n'est permise consiste à demander qu'on soumette à l'épreuve du temps et de l'expérience les instructions que nous rédigeons d'après les idées qui ont cours en 1884.

Si beaucoup d'écoles ont été bien disposées, on nous concédera que plusieurs sont mal réussies. Il faut profiter de ce qui a été fait pour ne plus tomber dans les mêmes fautes. Le moment est venu de se recueillir et de procéder avec une certaine circonspection. Nous ne voudrions pas que la France républicaine imitât l'Empire qui construisit un superbe Hôtel-Dieu où le lit coûte 4,000 francs de loyer par an, c'est-à-dire de quoi loger le malade avec sa famille, le nourrir et lui payer les soins médicaux à domicile, tout en économisant à l'Assistance publique les frais de journée qui sont de 3 fr. 50 cent., soit 1,277 fr. 50 cent. par an[1]. Stimulées par l'appât des millions de la caisse des écoles, nombre de communes ont construit avec trop de luxe. Combien reste-t-il encore à faire pour caser le trop-plein d'écoliers que la loi d'obligation a fait sortir de terre? Un milliard suffirait-il pour continuer dans le même style? Nul ne saurait l'affirmer. Il y aurait, dans certains cas, économie à ne pas bâtir du tout et à augmenter assez le nombre

---

[1] M. Ulysse Trélat nous écrit : «Il est certain que l'Hôtel-Dieu a coûté plus de 40 millions. On l'a nié, mais je tiens le fait pour certain. Il y a 12 millions de terrain et la construction avec ses sous-œuvres, sa chapelle inachevée, ses reprises et ses modifications a sûrement coûté 30 millions.

«A 500 lits, cela fait 80,000 francs par lit, 4,000 francs de loyer. J'avais autrefois calculé 3,000, mais 4,000 est plus vrai..... Le prix de journée est de 3 fr. 50 cent. ou 1,277 fr. 50 cent. par an......... En cumulant le prix de journée, je trouve que la journée de malade revient à 14 fr. 40. cent.»

des maîtres pour rendre inutiles les vastes locaux qui coûtent si cher à édifier : on trouvera souvent une chambre convenable pour recevoir dix ou quinze élèves sous la direction d'un maître chargé du cours supérieur, et leur sortie de la classe suffira pour laisser un cube d'air suffisant à ceux qui resteront. — De nombreuses solutions de ce genre doivent être étudiées, et *il faut organiser une enquête sur les meilleures dispositions à donner aux locaux scolaires dans les divers cas particuliers.*

Dans l'espoir d'atteindre plus rapidement le but que nous indiquons, on a eu l'heureuse pensée d'organiser une vaste exposition de projets de constructions scolaires, et ceux qui ont visité en 1882 les galeries du Trocadéro où figuraient environ quatre cents plans ont été péniblement frappés du résultat presque inutile de tant d'efforts. Le jury lui-même a témoigné de son impuissance à démêler le vrai en se refusant à distribuer la plupart des prix qui avaient été mis à sa disposition et en annulant en partie, dans sa séance plénière, le travail préparé par ses sous-commissions. L'une des causes de l'insuccès de l'exposition est attribuable à cette clause du programme, d'après laquelle les concurrents devaient se conformer au règlement du 17 juin 1880. C'était fermer la porte à toute initiative, et cela d'autant plus sûrement que ce règlement, beaucoup trop explicite, était, au su des concurrents, l'œuvre d'une grande partie des membres du jury.

Il serait opportun, croyons-nous, d'ouvrir une nouvelle exposition, qui différerait de la précédente par les dispositions suivantes :

1° *Toute liberté serait laissée aux concurrents, et il serait admis, pour les écoles rurales, qu'on bâtit en terrain illimité; pour les écoles urbaines, qu'on dispose d'une seule façade ou d'un terrain d'angle.*

La question étant ainsi posée, on ne verrait pas repasser, comme des figurants du cirque, ces innombrables plans d'écoles déjà exécutées, où l'architecte a dû se plier à des exigences locales, et on aurait l'espoir de voir surgir un ou deux plans types qu'on pourrait publier à titre de renseignement.

2° *Le jury comprendrait exclusivement des fonctionnaires de l'inspection familiers avec les divers climats du pays, des hygiénistes et des ingénieurs.*

Sans parler des garanties d'aptitudes qu'offrirait un jury ainsi constitué, nous y verrions un autre avantage : on couperait court à ces accusations de camaraderie qui se produisent toutes les fois que des artistes sont jugés par des confrères.

Écoles maternelles et primaires. — En attendant, il faut abriter sans délai un ou deux millions d'enfants qui ne trouvent de place dans aucune école ou qui encombrent les classes actuelles au delà du raisonnable.

Il nous semble que ce résultat peut être obtenu dans un certain nombre de cas au moyen de simples appropriations de bâtiments communaux ou de locations; en laissant, suivant l'usage, les dépenses de ce genre à la charge des communes, on peut être assuré que la dépense restera dans des proportions assez modestes pour ne pas charger l'avenir.

Mais, d'autre part, il est fâcheux de faire des dépenses considérables pour obtenir un résultat imparfait. Les appropriations ne sont admissibles qu'à condition d'être faites à peu de frais : dans les cas où elles entraîneraient à de grandes dépenses, mieux vaut construire à neuf.

Aucune loi n'oblige les communes à loger les instituteurs dans l'école [1]; bien plus, on est d'accord pour interdire l'existence d'une communication directe entre les locaux scolaires et le logement de l'instituteur. Il est seulement dit dans la loi de 1850 (art. 37) que la commune doit un logement au maître. Sans désirer que celui-ci demeure toujours hors de l'école, comme en Amérique, nous ne voyons pas d'inconvénient grave à ce qu'on dispose du logement actuel de l'instituteur pour agrandir l'école quand la commune pourra louer ou acheter à son intention une maison convenable.

Si le déplacement de l'instituteur ne suffit pas, on pourra souvent déménager la mairie. Il n'y a pas besoin d'une bien grande salle pour

---

[1] Dans l'instruction du 12 mai 1867, § 5, il est dit : «Pour les petits hameaux où il faudra se contenter d'une location, vous aurez soin de n'y installer l'école que si le local choisi présente des conditions de salubrité nécessaires; mais vous ne vous montrerez pas difficile pour les autres conditions ; rien par exemple ne vous obligera à exiger que l'instituteur ait son logement dans la même maison que la classe. Cela sera préférable si les localités le permettent; mais il ne faut pas que des arrangements de ce genre deviennent un obstacle sérieux à la création de l'école.»

abriter les archives, pour servir aux séances d'un conseil municipal de douze membres ou pour donner asile de temps en temps au percepteur ou au vérificateur des poids et mesures.

Dans un certain nombre de communes d'importance moyenne, l'école existante deviendra plus que suffisante dès que la création d'une école maternelle viendra la débarrasser des enfants de moins de sept ans. Quant à l'école maternelle, telle que nous la voudrions dans les communes rurales, nous ne supposons pas qu'on prétende actuellement en faire un monument. Quand on aura essayé quelques milliers d'installations d'écoles maternelles et de classes enfantines, sous forme d'appropriations ou de constructions provisoires, on aura recueilli l'expérience nécessaire pour poser des règles quant à l'édification de ces établissements.

Enfin, la mise en pratique des idées émises plus haut (p. 14) nous paraît de nature à couper court aux difficultés soulevées par les communes qui refusent de se conformer aux exigences de la loi du 20 mars 1883. Il est dur pour le budget d'une petite commune de construire une maison pour un hameau situé à 3 kilomètres et qui contient vingt enfants d'âge scolaire. Parmi ces vingt élèves, le quart ou la moitié, suivant la distance ou le climat, sont parfaitement en état de venir tous les jours au chef-lieu de la commune; pour les dix ou quinze autres, est-il vraiment nécessaire de bâtir une maison? L'opinion opposée est tellement enracinée dans l'esprit des populations qu'on a dû voter une loi spéciale qui donne aux préfets le droit d'obliger les communes à emprunter dans ce but, malgré avis contraire du conseil général. Plutôt que d'user de cette loi, qui est entre ses mains une arme nécessaire, un préfet prudent devra négocier et accepter une maison existante où l'on réservera une chambre pour les élèves après avoir aménagé un logement pour la maîtresse.

Dans toutes les appropriations et dans les constructions urgentes dont nous venons de parler, il faudrait autant que possible se conformer aux principes posés dans tout ce rapport. En particulier, l'application des règles de ventilation est d'autant plus indispensable ici que les locaux seront plus bas de plafond et que les fenêtres seront moins nombreuses. Il est bien entendu qu'on ne doit jamais faire d'appropriations coûteuses : ce serait réunir les inconvénients du provisoire et du définitif.

Nous n'ignorons pas que dans un grand nombre de communes, la situation vraiment trop mauvaise des locaux scolaires, jointe à des considérations d'ordre politique autant qu'administratif, ne permet pas de différer l'édification d'écoles définitives. Aussi avons-nous *annoté les instructions du 28 juillet pour la construction des écoles maternelles et pour la construction des écoles primaires élémentaires.* Les modifications que nous avons apportées à cette instruction portent principalement sur le choix de l'emplacement, sur l'orientation, sur l'éclairage et sur les précautions à prendre pour assurer aux plans une *élasticité* qui permette de modifier ultérieurement les écoles qu'on bâtirait d'après les idées actuelles.

Écoles normales. — Plus encore que pour les écoles primaires, *l'élasticité est une condition sine qua non* que doit offrir un plan d'école normale. Outre les variations probables des besoins de personnel et les transformations des programmes des écoles normales, une considération importante doit faire prévoir des modifications notables dans la population respective de ces écoles. Depuis l'introduction de la gratuité, les écoles normales n'ont de départemental que le nom, et il est à présumer qu'avant peu on aura intérêt à augmenter les écoles normales situées dans les départements où l'instruction générale des populations permet un bon recrutement, et à réduire ou peut-être même à fermer celles qu'on est en train de bâtir dans les départements arriérés. Tout comme certaines régions de la France fournissent des médecins, d'autres des employés de l'enregistrement, etc., certains départements formeront de plus en plus des instituteurs pour l'ensemble du pays ou pour une région.

Quand une école ordinaire est insuffisante, on a toujours la ressource d'en ajouter une nouvelle, soit à côté, soit sur un autre point du territoire de la commune. Que fera-t-on en cas d'insuffisance d'une école normale? Avec les tendances actuelles de spécialisation des locaux, nous ne voyons guère comment on se tirerait d'affaire si, dans une école construite pour trois promotions de vingt élèves, on voulait introduire des promotions de vingt-cinq, ou bien encore si l'on voulait loger deux promotions de trente élèves chacune. Il faut prévoir ici précisément le même inconvénient que présentent les beaux appartements des maisons modernes où chaque coin a sa destination. Mais tandis que le locataire auquel survient un accroissement de famille, s'il ne peut caser un berceau supplémentaire, a la ressource de déménager, en matière d'école normale, l'accroissement de population est un désastre. Il est impraticable de répartir les élèves-maîtres d'un département entre deux établissements, et le déménagement de toute l'école est aussi ruineux qu'un incendie. Il faut donc, de toute nécessité, que les plans soient dressés en prévision d'un accroissement possible.

Cette nécessité, jointe aux raisons plus graves encore exposées au chapitre II (p. 21), nous engage à insister pour que les écoles normales soient installées à la campagne.

C'est avec intention que nous proposons de ne pas annexer forcément une école maternelle aux écoles normales d'institutrices : il est à prévoir en effet que dans peu de temps les directrices d'écoles maternelles seront formées dans des établissements spéciaux, car on se trouve toujours mal d'avoir deux catégories d'élèves sous une même direction : citons comme exemple l'enseignement secondaire spécial; qui devra disparaître quand les écoles primaires supérieures auront pris un développement suffisant.

Nous avons préparé des *instructions pour la construction des écoles primaires supérieures et des écoles normales.*

XI

MOBILIER.

La transformation du mobilier scolaire ne peut se faire sans dépense; c'est pour ce seul motif que de nombreux fabricants ont eu intérêt à créer une agitation autour de cette affaire. C'est probablement pour résister à cette tendance que la Commission a institué une Sous-Commission spéciale pour étudier une question d'aussi minime importance et que M. le Vice-Recteur s'est rendu régulièrement aux séances de cette Sous-Commission.

Il est dit, dans le rapport rédigé par M. Vacca, que « la Sous-Commission, ne se considérant pas comme chargée d'édicter un règlement..., a pensé qu'elle devait surtout indiquer l'idéal que l'on doit chercher à atteindre ou dont au moins on doit se rapprocher le plus possible ». Et en effet, le rapport est consacré à la description d'un mobilier type dont il donne les formes et les dimensions; ces indications seront reproduites plus loin.

La tâche du rapporteur général étant d'établir de l'homogénéité dans l'exposition des diverses questions confiées à l'étude de la Commission, il lui incombe de donner les raisons des préférences de la Sous-Commission pour tel ou tel système et de poser des conclusions.

On a vu plus haut (chapitre IV, p. 45) les *conditions* que le mobilier doit satisfaire dans l'intérêt de la conservation de la vue des enfants; ces conditions sont aussi les meilleures pour prévenir les mauvaises attitudes; mais l'hygiène de la vue et des attitudes n'est pas la seule considération qui doive guider le constructeur de mobilier scolaire.

La propreté exige que le mobilier ne soit pas un obstacle au nettoyage facile du parquet, et, sous ce rapport, un mobilier mobile est évidemment préférable; si d'autres raisons amènent à choisir des modèles fixes, il faut que leur attache au sol se fasse avec précision et en évitant les angles, et c'est ce qui a engagé la Sous-Commission à recommander des pieds en fonte. Les pieds métalliques sont surtout nécessaires si l'on adopte le mobilier à une place, dont la stabilité est insuffisante quand on le construit tout en bois. Nous disons donc : *Surtout dans le système à une place, il est préférable que les supports du banc et de la table soient en fonte.*

Si l'on veut éviter les mécanismes, soit coûteux, soit fragiles, qui permettent de donner de la mobilité au siège ou à la tablette, on est conduit à n'accepter que les mobiliers à une ou à deux places, pour que l'élève, lorsqu'il doit se lever, puisse sortir de son banc, car l'adoption de la distance négative ne lui permet pas de se tenir debout à sa place. La 2e et la 5e Sous-Commission ont donné la préférence au mobilier à une place, en faveur duquel on a fait valoir l'avantage d'isoler plus complètement les enfants, et d'arrêter ainsi, dans une certaine mesure, la propagation des maladies contagieuses. D'autre part, on a remarqué que le *chacun pour soi* n'est pas sans inconvénient quant à la formation des caractères, et beaucoup de membres sont, pour ce motif, partisans résolus du mobilier à plusieurs places. Les avantages de l'une ou l'autre solution ne sont donc pas assez nets pour permettre d'imposer formellement l'un ou l'autre système; nous nous bornons à exprimer une préférence pour le mobilier à une place. Nous dirons donc : *On préférera le mobilier à une ou à deux places. Quand on fera usage du mobilier à plus de deux places, le siège ou la tablette seront mobiles.*

Il ne faut pas se le dissimuler : plus un mobilier répond aux desiderata de l'hygiène de la vue, plus l'élève s'y trouve enclavé, et c'est là un grave inconvénient; il est extrêmement fatigant pour les enfants de garder une immobilité absolue, témoin la difficulté de les photographier. Il faut donc, dans la mesure du possible, leur laisser un peu d'espace libre, et c'est pour ce motif que *le dossier ne doit pas être notablement plus haut que la tablette à écrire.* Pendant les moments de repos, les élèves ne manquent pas de profiter de cette disposition pour appuyer un bras sur le dossier en se mettant plus ou moins de côté. L'emploi des mobiliers nouveaux serait intolérable si l'on n'exécutait pas les prescriptions relatives aux interruptions qui doivent couper la classe et si l'on ne permettait pas quelques changements d'attitude aux enfants; il sera sage de grouper les élèves debout autour du tableau ou d'une carte de géographie toutes les fois que cela pourra se faire sans inconvénient.

Dans les écoles primaires supérieures et surtout dans les écoles normales, la discipline est assez bonne pour qu'on puisse donner aux jeunes gens des chaises mobiles. La 1re et la 2e Sous-Commission sont unanimes à préconiser cette disposition, avantageuse à tous égards. Nous dirons donc que *dans les écoles normales on fera usage de tables de hauteur uniforme, fixes ou mobiles, à une ou plusieurs places; des chaises ordinaires de deux hauteurs différentes seront mises à la disposition des élèves.*

Nous n'avons considéré jusqu'ici que les hauteurs *relatives* de la tablette et du siège : la hauteur minima du siège au-dessus du sol a été définie par la quatrième condition formulée au chapitre IV, page 41; mais rien n'empêche de surélever d'une même quantité la table et le banc, et il est utile de le faire pour deux raisons :

D'abord l'air qui passe sous les portes vient s'étaler en nappe froide sur le parquet; pour peu que les chaussures soient humides, les enfants ne tardent pas à avoir les pieds glacés; cet inconvénient est plus sensible encore dans les classes à rez-de-chaussée, dont le sol est impossible à chauffer au même degré que l'air ambiant; on est loin de la condition idéale : pieds chauds et tête fraîche. Pour peu qu'on surélève le mobilier, le mal est atténué; il faut alors ajouter un appui pour les pieds : *cet appui ne pourra être qu'une planchette, horizontale ou inclinée, suivant sa distance du banc.*

La seconde raison qui engage à surélever le mobilier sera fort appréciée par les maîtres quand ils circulent d'un élève à l'autre pour corriger les devoirs : plus le mobilier est haut, moins il est besoin de se baisser.

Au surplus, le mobilier haut présente encore l'avantage de se prêter plus aisément aux modifications : la même hauteur de table peut servir à tous les élèves, à condition de régler la hauteur des bancs et des traverses, tandis qu'il n'existe aucun moyen d'asseoir de grands élèves dans un mobilier bas.

Il est donc désirable qu'en tenant compte de toutes les indications relatives à la situation respective et aux dimensions du banc et de la tablette, on s'attache de plus à élever l'ensemble du mobilier au-dessus du parquet.

Voilà notre mobilier construit d'après de bons principes. Comment le disposera-t-on dans la classe? Il va sans dire que, dans les écoles mixtes, on ménagera forcément au milieu de la classe un passage longitudinal. Avec le mobilier à une place, à moins de donner à la classe une largeur exagérée, on ne peut mettre que six élèves de front, trois de chaque côté du passage. Admettons en effet $0^{m},60$ pour la largeur du mobilier,

$0^m,60$ pour les passages le long des murs, $0^m,45$ pour les passages longitudinaux entre les bancs et $0^m,70$ pour le passage central, on a : 0,60 + 0,60 + 0,45 + 0,60 + 0,45 + 0,60 + 0,70 + 0,60 + 0,45 + 0,60 + 0,45 + 0,60 + 0,60 = $7^m,30$. Avec le mobilier à deux places, on peut arriver à mettre huit élèves de front au lieu de six; en effet, admettant $0^m,50$ pour les passages longitudinaux et donnant $1^m,10$ de longueur aux tables, il vient : 0,60 + 1,10 + 0,50 + 1,10 + 0,70 + 1,10 + 0,50 + 1,10 + 0,60 = $7^m,30$. Enfin, avec le mobilier traditionnel, rien n'empêche de mettre de chaque côté une longue table pour cinq élèves, donnant à chacun $0^m,44$. La table mesure $2^m,20$ et on a : 0,60 + 2,20 + 0,70 + 2,20 + 0,60 = $6^m,30$. Dans ce dernier système, on a dix élèves au premier rang, au lieu de huit ou de six qu'on a eus dans les systèmes à deux ou à une place; il est évident que cette disposition présenterait des avantages sérieux pour l'enseignement des matières où il est nécessaire d'éviter les classes profondes, et cela d'autant plus que la continuité des bancs permet aux enfants des derniers rangs de se déplacer un peu latéralement pour voir entre les têtes de ceux qui occupent les premiers bancs. Nous la recommandons pour les classes destinées spécialement à l'enseignement du chant et de la géographie dans les écoles normales. Dans ce dernier cas, il est mieux de ne pas ménager de passages transversaux, et les tables peuvent servir de dossiers aux bancs qui les précèdent. D'ailleurs, *dans les écoles normales, les chaises sont préférables aux bancs*. La 2e Sous-Commission a adopté la rédaction suivante : *Dans les classes destinées spécialement à l'enseignement du chant et de la géographie, il est préférable d'avoir un mobilier à plusieurs places sans qu'il soit nécessaire d'adopter des sièges ou des tablettes mobiles.*

Dans les amphithéâtres, les gradins seront étagés suivant les courbes théoriques de Lachèz. Employée il y a trente ans pour l'amphithéâtre de physique du Collège de France, introduite en Allemagne il y a plus de dix ans par Czermack, pour la construction de la salle de cours de son laboratoire à Leipzig, la formule de Lachèz a été appliquée, entre autres, à la construction de l'amphithéâtre de la faculté de médecine de Würzburg. L'expérience est concluante : l'ascension des gradins doit se faire suivant une courbe telle que chaque assistant puisse voir la table du maître par-dessus la tête du précédent, en admettant que tous les élèves soient de même taille. Les inégalités individuelles sont compensées par la possibilité de profiter de l'espace laissé entre les têtes (voir p. 62).

Après avoir indiqué les conditions théoriques d'un bon mobilier, il faut dire un mot des transformations qui suffisent pour rendre utilisables les mobiliers existants.

Dans la plupart des vieux mobiliers, les bancs sont très loin des tables et il est impossible aux enfants de s'y bien tenir en écrivant. *Tous les mobiliers à distance dite* positive *doivent être réparés sans délai.*

Le plus souvent, dans les mobiliers anciens, les sièges sont trop bas relativement aux tables. Ce défaut peut se corriger du même coup que le précédent : il suffit de clouer sur les sièges des planches dont l'épaisseur et la largeur seront mesurées de manière à atteindre le double but proposé. On se bornera d'ailleurs ici à obtenir une distance nulle, telle que le fil à plomb passant par le bord de la table vienne toucher celui du banc. Le plus souvent, après la transformation que nous venons d'indiquer, les pieds des enfants ne poseront plus à terre; il faudra donc poser une planchette d'appui à une hauteur convenable. Il faudra souvent aussi doubler les dossiers d'une traverse d'appui pour les reins.

En suivant ces indications, on peut, presque sans dépense, rendre suffisant le mobilier le plus mal proportionné.

Voici maintenant la description du mobilier type préféré par la Sous-Commission :

« ARTICLE PREMIER. Les tables-bancs seront à *une* place. Quatre types seront établis pour les écoles des communes dans lesquelles il n'existe pas de salle d'asile (écoles à classe unique) :

« Le type I, pour les enfants dont la taille varie de 1 mètre à $1^m,10$;

« Le type II, pour ceux de $1^m,11$ à $1^m,20$;

« Le type III, pour ceux de $1^m,21$ à $1^m,35$;

« Le type IV, pour ceux de $1^m,36$ à $1^m,50$.

« Trois types seulement, les types II, III, IV, seront adoptés dans les écoles qui ne reçoivent les enfants qu'à sept ans, c'est-à-dire au sortir de la salle d'asile (écoles à plusieurs classes).

« Un cinquième type pourra être établi pour les enfants dont la taille excéderait $1^m,50$. On inscrira sur chaque table-banc le numéro du type auquel elle appartient, avec indication de la taille correspondante. (Exemple : III, 1^{m},21 à 1^{m},35.)

« La taille de chaque élève sera mesurée à son entrée à l'école; cette mesure sera prise une deuxième fois dans l'année et les chiffres seront inscrits chaque fois au registre matricule.

« L'état de la vue de chaque élève sera également constaté aux mêmes époques que la taille, et l'inscription en sera également faite au registre matricule.

« Art. 2. La tablette à écrire aura, au-dessus du plancher, mesures prises au bord de la table, les dimensions inscrites au tableau ci-dessous. L'inclinaison variera de 15 à 18 degrés, sans être inférieure à 15 degrés.

« Art. 3. Le siège, prenant la forme du siège de l'escabeau, sera formé d'une tablette en bois soutenue par un pied en fonte cylindrique, fixé, à l'aide d'un large cercle, au plancher comme au siège et à la table. Le dossier, relié au siège par un montant métallique, devra être formé de deux traverses en bois et devra avoir une hauteur : de 0^{m},40 au-dessus du siège pour le type n° 5, de 0^{m},38 pour le type n° 4, de 0^{m},36 pour le type n° 3, de 0^{m},33 pour le type n° 2, de 0^{m},31 pour le type n° 1.

« Le siège fixe, légèrement incliné en arrière, aura les dimensions ci-dessous :

	TYPES.				
	1er.	2e.	3e.	4e.	5e.
TABLETTE.					
Hauteur au-dessus du sol	0^{m} 44	0^{m} 49	0^{m} 55	0^{m} 62	0^{m} 70
Largeur d'arrière en avant	0 35	0 37	0 39	0 42	0 45
Longueur	0 55	0 55	0 60	0 60	0 60
SIÈGE.					
Hauteur au-dessus du sol prise au milieu du banc	0 27	0 30	0 34	0 39	0 45
Largeur d'avant en arrière	0 21	0 23	0 25	0 27	0 30
Longueur	0 50	0 50	0 55	0 55	0 55

« Art. 4. La tablette à écrire sera fixe; toutes les arêtes seront rabattues.

« Art. 5. La distance entre le banc et la tablette sera nulle, c'est-à-dire que la verticale tombant de l'arête de la table rencontrera le bord du banc.

« Art. 6. Un casier pour les livres sera ménagé sous la tablette à écrire. Un encrier mobile de verre ou de porcelaine à orifice étroit sera adapté à la table et placé à la droite de chaque élève.

« Art. 7. Les traverses, barres d'attache, barres d'appui pour les pieds, sont interdites et remplacées par un plan incliné à 15 degrés, fixe ou articulé.

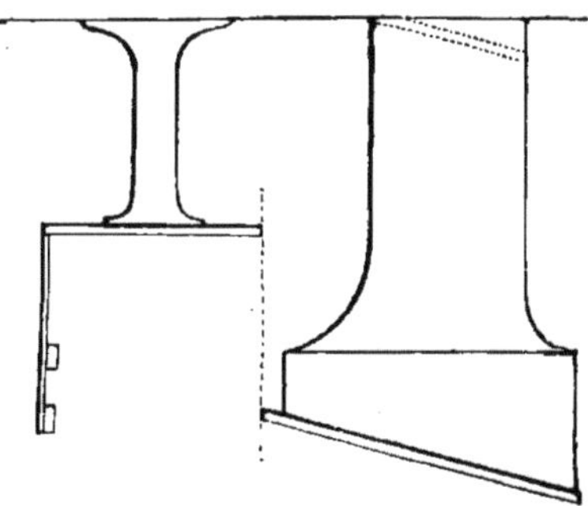

« Art. 8. Une table avec tiroirs, posée sur une estrade de 30 à 32 centimètres (hauteur de deux marches), servira de bureau pour le maître.

Art. 9. Il ne sera fait usage que du tableau ardoisé.

Art. 10. Dans les écoles où l'on pourra disposer d'une *salle spéciale pour le dessin*, une portion de cette classe sera pourvue de tables appropriées à l'usage du dessin graphique. Le reste de la salle ne sera meublé que de sièges mobiles et de supports.

« Art. 11. Les tables des études dans les écoles normales seront les mêmes que dans les écoles primaires; seuls les sièges seront remplacés par des chaises.

« Art. 12. Dans les classes disposées en gradins, les tables seront supprimées, les sièges prendront la forme indiquée par le modèle ci-joint, c'est-à-dire qu'ils seront à deux places avec dossier en bois et comporteront une tablette latérale destinée à poser le papier et le bras pour prendre les notes.

« Une planche au-dessous du siège permettra de déposer les livres ou cahiers.

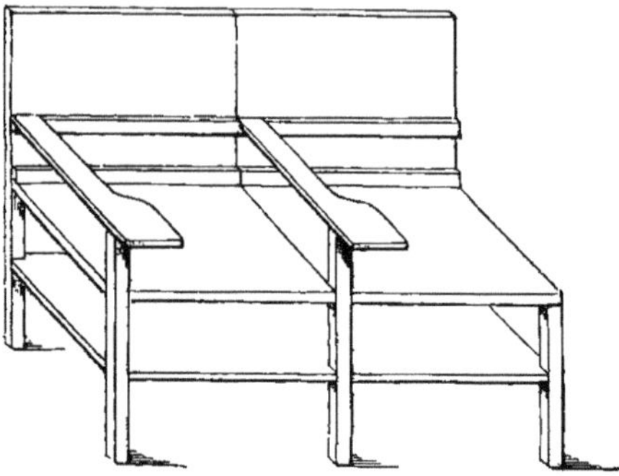

« Les dimensions seront les suivantes : hauteur du siège au-dessus du sol, 0m,45; hauteur du dossier au-dessus du siège, 0m,40; largeur du banc à deux places, 1m,10; profondeur du siège, 0m,45.

« L'adoption de ces bancs permet de placer quarante-huit élèves dans une classe de dimensions moyennes (7m sur 7m), en laissant cinq couloirs de dégagement, comme les figures ci-jointes permettent de s'en assurer.

« L'espace de 2m,20 réservé pour la table du professeur est suffisant même pour les classes de chimie, surtout si l'on admet que le laboratoire sera juxtaposé à la classe et qu'un tableau mobile permettra de laisser voir les expériences disposées à l'avance. »

Comme on peut le voir par les conclusions (p. 138 à 140) qu'elle a votées postérieurement à la rédaction des douze articles qu'on vient de lire, la 2e Sous-Commission, par la suite de ses travaux, s'est éloignée des idées un peu absolues qui l'avaient séduite tout d'abord.

De plus, elle conseille *d'éviter les ardoises ordinaires* qui alourdissent la main de l'enfant. Elle recommande *les crayons et porte-plumes légers et prismatiques*. Elle veut des *crayons tendres* et plumes à bec très large.

XII

VOIES ET MOYENS. — INSPECTION HYGIÉNIQUE.

Nous ne pensons pas que notre tâche doive se borner à formuler des desiderata, tâche ingrate si nous en jugeons d'après ce qui a eu lieu pour la Commission de l'hygiène de la vue, dont les vœux, restés sans effet en France, sont entrés dans le domaine de la pratique précisément chez les peuples qu'il nous importe plutôt de devancer que de renseigner. La présence parmi nous d'administrateurs et de fonctionnaires expérimentés nous autorise à nous occuper des voies et moyens à employer pour faire entrer dans la pratique les idées que nous avons mises en avant.

Pour la plupart de nos propositions, relatives à des modifications de règlements, nous ne doutons pas du succès de nos efforts, car nos demandes sont modérées et donnent plutôt lieu à des économies qu'à des dépenses nouvelles. La mise en pratique des règles de l'hygiène, rarement coûteuse, est une source de richesses par l'allègement qu'elle apporte aux charges des services d'assistance publique, par l'augmentation du nombre des journées de travail de la population, par la conservation de l'existence de milliers de citoyens dont la mort serait une perte sèche pour le pays. En particulier, une bonne hygiène scolaire aura nécessairement pour résultat d'augmenter le niveau intellectuel, et, par conséquent, la richesse et la force de la nation.

Pour confisquer au profit de l'hygiène une partie des millions qui, si l'on n'y prend garde, passeront en pierres de taille et en motifs d'ornementation, il importe, comme nous l'avons dit, de ralentir dans une certaine mesure la construction d'écoles rurales et de mettre ce temps d'arrêt à profit pour créer un personnel technique capable de faire des enquêtes sur place avant l'adoption de chaque projet. Il faut, en d'autres termes, *constituer un corps d'ingénieurs sanitaires.*

Il n'y a pas à craindre que ce personnel ne devienne une charge inutile; quand la grande œuvre de construction des écoles sera plus avancée, ces hommes techniques seront tout prêts pour constituer les cadres d'un organisme indispensable, qui existe dans tous les autres pays civilisés, sous le nom d'administration de la santé publique.

Il faudra sans doute quelque temps pour aplanir les difficultés qui s'opposent à la création en France d'une *direction de la santé publique* et qui consistent dans la dissémination entre plusieurs ministères de bureaux qu'il importe de réunir sous une direction unique.

Tant que cette unification n'aura pas été faite, il serait chimérique d'organiser l'inspection hygiénique des écoles : ce rouage coûteux ne fonctionnerait pas utilement si l'on n'organisait pas simultanément le mécanisme général dont il doit faire partie. A l'appui de cette opinion, nous nous bornons à citer deux exemples. Dans un pays bien organisé, dès qu'un cas de variole se produit dans une famille, l'administration sanitaire en est prévenue aussitôt et interdit à cette famille d'envoyer ses enfants à l'école. Inversement, s'il y a dans une école des cas de diphthérie, les enfants suspectés sont aussitôt renvoyés chez leurs parents dont l'habitation est mise en interdit si le mal se déclare. Ces échanges de précautions entre la ville et l'école, ces services mutuels dont l'effet est de diminuer très notablement la mortalité dans les pays qui en ont senti le prix, ne peuvent avoir lieu s'il n'existe pas un lien entre la surveillance hygiénique des écoles et l'administration sanitaire générale.

Notre proposition n'est pas une utopie : ce qui se fait dans la plupart des pays, depuis la Serbie jusqu'à l'État américain de Milwaukee ou à la République Argentine, peut bien s'adapter à la France, à condition de tenir compte de nos institutions et de nos mœurs.

D'après l'étude extrêmement complète que le docteur A.-J. Martin va publier sur « l'administration sanitaire civile à l'étranger » et dont nous avons les bonnes feuilles sous les yeux :

1° Il existe aujourd'hui, dans tous les pays, un conseil d'hygiène possédant un droit régulier d'initiative ;

2° Dans la plupart des pays (sauf en Prusse, dans le Mecklembourg-Schwerin et en Danemark), l'administration sanitaire forme une direction autonome dépendant du Ministère de l'intérieur ;

3° Dans presque tous les pays, les pouvoirs locaux sont assistés obligatoirement de fonctionnaires sanitaires spéciaux ;

4° Dans beaucoup de grandes villes, les choses sont organisées de sorte que, pour tout cas d'affection contagieuse, la prophylaxie soit instituée dans les vingt-quatre heures qui suivent sa constatation.

5° Les fonctionnaires administratifs locaux (analogues à nos préfets et sous-préfets) sont généralement assistés d'agents sanitaires spéciaux.

6° Dans plusieurs pays, il existe un enseignement approprié à l'administration sanitaire et les fonctionnaires sanitaires sont choisis à la suite d'examens spéciaux.

Sauf au Havre, à Reims, à Nancy et à Marseille, où des mesures sont prises contre les maladies contagieuses, rien de ce que nous venons d'énumérer n'existe en France. Quant aux conseils d'hygiène fonctionnant réellement dans les départements, il en est jusqu'à trois que nous pourrions nommer.

Nous sortirions trop de notre sujet en dressant un projet complet d'organisation de la médecine publique; ce qui nous importe c'est que cette organisation soit promptement réalisée et nous fournisse le rouage dont nous avons besoin pour l'inspection hygiénique des écoles et des écoliers.

Nous pensons qu'il nous appartient cependant de donner une indication relative au recrutement du personnel nécessaire pour le bon fonctionnement des services qui nous intéressent, car on aurait grande chance de passer à côté du but en opérant le recrutement parmi les médecins, même au moyen d'examens spéciaux. En effet, depuis qu'on a eu la malencontreuse idée de créer un baccalauréat ès sciences restreint à l'usage des étudiants en médecine, la profession médicale se recrute en très grande partie parmi les jeunes gens trop indolents ou trop peu intelligents pour subir les petites épreuves mathématiques du baccalauréat complet. Or l'hygiène se fondant sur les sciences exactes, on ne peut recruter le personnel dont nous avons besoin parmi des hommes qui n'ont pas su franchir les premiers degrés de ces sciences.

D'autre part, nous ne concevons pas un hygiéniste qui ne soit pas absolument en possession d'au moins deux langues vivantes, indispensables pour se tenir au courant des progrès quotidiens de sa profession tant par les publications qu'au moyen de voyages assez fréquents.

Nous ne voyons qu'une solution au problème : créer, sur le modèle des écoles d'application (mines, ponts, génie, etc.), une école d'hygiène où l'État ferait entrer tous les ans quelques jeunes gens pourvus d'une bonne éducation scientifique générale. L'examen d'entrée porterait sur les sciences mathématiques, physiques, chimiques et sur une langue vivante. Un diplôme d'élève des écoles polytechnique ou centrale pourrait exempter de l'examen. Comme dans les autres écoles d'application, trois ans suffiraient amplement pour donner à ces jeunes gens les notions médicales, administratives et technologiques nécessaires. Comme cela existe de temps immémorial pour les élèves des mines, il serait fait au cours de l'année des excursions sous la direction de professeurs, et les vacances, extrêmement longues, seraient occupées par des voyages à l'étranger. Quand cette école aurait fourni au recrutement d'une centaine d'ingénieurs sanitaires qui sont nécessaires tout d'abord pour surveiller les constructions scolaires, puis pour faire des hygiénistes départementaux et pour assurer les services dans les grandes villes, on pourrait en ouvrir l'accès à des élèves externes qui auraient subi un examen préalable; ce serait la pépinière des sanitairiens que les municipalités ne tarderont pas à réclamer, et un grand nombre d'entre eux trouveraient leur emploi dans les industries qui se créeront rapidement pour appliquer les données de l'hygiène à la construction des habitations privées.

L'école dont nous parlons devrait évidemment ressortir au Ministère de l'intérieur, auquel incombe naturellement la responsabilité du service sanitaire.

En attendant la réalisation de l'organisation sanitaire générale, nous recommandons la mise en pratique immédiate d'un certain nombre de mesures urgentes dont l'indication est disséminée tout le long de ce rapport, et dont les plus importantes sont rappelées dans nos conclusions.

Dr Émile JAVAL.

CONCLUSIONS[1].

I. — DE LA PROPRETÉ.

1. Les façades et abords des écoles doivent être entretenus en parfait état — 5 — 1 (p. 4).

2. Les classes doivent être balayées tous les jours, un balayage supplémentaire est nécessaire si les élèves y prennent un repas — 5 — 1 (p. 4).

3. Le parquet des classes doit être lavé le samedi soir ou le dimanche matin — 5 — 1 (p. 4).

4. Les vitrages doivent être lavés à jour fixe, une fois par mois — 5 — 1 (p. 5).

5. Les murs intérieurs doivent être lessivés, repeints ou chaulés annuellement pendant les grandes vacances — 5 — 1 (p. 5).

6. Le mobilier doit être peint en noir, pour peu que sa propreté laisse à désirer, et chaque élève doit être déclaré responsable de l'état de la place qu'il occupe — 5 (p. 5).

7. S'il existe dans une classe un tuyau de poêle apparent, il doit être démonté dès qu'on cesse de faire du feu et n'être remis en place qu'à l'approche de l'hiver — 5 — 1 (p. 5).

8. Il est nécessaire qu'un règlement précise, en ce qui concerne les soins d'hygiène et de propreté des locaux scolaires, les devoirs respectifs des municipalités et des instituteurs, mal définis par l'article 36 de la loi de 1850 — 5 — 1 (p. 5.).

9. Il faut empêcher les élèves de monter sur les sièges, soit au moyen d'une surveillance convenablement organisée, soit par l'adoption d'un système analogue à celui de l'école Monge (dans ce système, les sièges

---

[1] Les chiffres précédés du signe —, placés à la suite de chaque conclusion, indiquent les sous-commissions qui en ont arrêté la rédaction. Les chiffres entre parenthèses renvoient à la page du rapport d'ensemble, où l'on trouvera *en italiques* le passage visé par chaque conclusion.

sont en bois verni ou ciré, et uniquement constitués par un anneau de 5 à 6 centimètres de largeur appliqué immédiatement au bord supérieur de la cuvette) — 5 — 1 (p. 6).

10. Les sièges des privés doivent être cirés ou vernis ; partout où cela sera possible, on installera un effet d'eau, et si l'appareil ne fonctionne pas automatiquement, les élèves devront le faire jouer en entrant et en sortant — 5 — 1 (p. 7).

11. Quand on dispose d'eau en quantité suffisante, les urinoirs doivent être lavés par un courant soit continu, soit intermittent — 5 — 1 (p. 7).

12. Quand on a de l'eau, on doit mettre sous chaque siège une cuvette à paroi postérieure verticale, munie d'un appareil obturateur et d'un siphon — 1 (p. 8).

13. Les privés seront largement ventilés et éclairés. Leurs portes seront élevées d'environ 25 centimètres au-dessus du sol. Les murs seront recouverts de plaques de faïence ou d'un crépi rugueux qui sera chaulé au moins une fois par an — 1 (p. 8).

14. En ce qui concerne la vidange : 1° Dans les villes, toutes les fois qu'il existera un système de canalisation permettant l'évacuation immédiate des vidanges, la projection dans cette canalisation se fera directement. Quand ces conditions ne seront pas remplies, les fosses mobiles seront préférées aux fosses fixes. Les fosses seront de petite dimension, sans avoir toutefois moins de 2 mètres de long, de large et de haut. Elles seront toutes construites en matériaux imperméables et enduites en ciment. Elles seront étanches, le fond sera disposé en forme de cuvette et les angles seront arrondis. Elles seront établies loin des puits. — 2° A la campagne, les fosses fixes devront être installées dans les mêmes conditions que ci-dessus. Dans le cas où l'on emploierait des fosses mobiles ou le système des *earth closets*, l'accès des appareils devra être assez facile pour permettre un enlèvement fréquent et rapide des matières — 1 (p. 9).

15. Il importe de réagir contre l'excès de vêtements chauds — 1 (p. 10).

16. Les vêtements de dessus, les coiffures, les cache-nez doivent être quittés pendant le séjour à l'intérieur — 5 — 1 (p. 10).

17. Pour les enfants bien portants, pendant les récréations, même en plein air, les coiffures seules peuvent être reprises — 5 — 1 (p. 10).

18. Il est désirable que les lavabos des écoles maternelles soient à eau courante ; il faut interdire l'emploi des éponges et des baquets dont l'eau sert à plusieurs enfants sans être renouvelés — 5 (p. 15).

19. On devrait essayer, dans ces écoles, l'emploi de douches tièdes et savonneuses — 5 (p. 16).

20. Tous les enfants des écoles maternelles porteront les cheveux courts — 5 (p. 16).

21. On leur enseignera à se rincer les dents tous les jours — 5 (p. 16).

22. On devra veiller à la propreté des livres et des autres objets scolaires — 5 — 1 (p. 18).

23. Dans les écoles normales, on fournira aux élèves les moyens de se laver des pieds à la tête tous les jours, et on les obligera à le faire au moins une fois par semaine — 1 (p. 19).

24. Dans les internats, l'emploi de caleçons de toile ou de coton sera obligatoire en toute saison — 1 (p. 19).

II. — EMPLACEMENT ET ORIENTATION.

25. On ne devra pas sacrifier à la recherche d'une position centrale l'observation des précautions plus importantes d'aération et d'hygiène — 1 (p. 21).

26. Les internats doivent être placés autant que possible en dehors des villes — 5 — 1 (p. 22).

27. Il serait désirable qu'aucune subvention de l'État ne fût applicable à l'acquisition de terrain pour la construction d'écoles quelconques — 1 (p. 22).

28. L'emplacement des écoles sera choisi en ayant égard aux nappes d'eau souterraines. Le sol sera convenablement disposé pour l'écoulement des eaux de la surface et, s'il est humide, il sera assaini par un drainage — 5 — 1 (p. 23).

29. Dans le cas de l'éclairage unilatéral, l'exposition des classes vers le nord est interdite ; dans le cas de l'éclairage bilatéral, on préférera, pour l'axe de la classe, les directions comprises entre le N.-S. et le N. E.-S. O., cette dernière orientation étant la meilleure dans le climat de Paris. La direction E.-O. est interdite — 5 — 1 (p. 24 et 25).

30. Tout plan d'école devra porter une légende explicative, indiquant les motifs qui ont dirigé l'architecte dans l'orientation et la disposition relative des différents services — 5 — 1 (p. 26).

III. — AÉRATION, VENTILATION ET CHAUFFAGE.

31. En hiver, la température des classes sera maintenue autant que possible entre 14 et 17 degrés, et le degré hygrométrique entre 50 et 65 p. o/o — 1 (p. 28).

32. A chaque interruption de classe, toutes les fenêtres seront ouvertes, ne fût-ce que pendant un temps très court — 4 — 1 (p. 32).

33. Les fenêtres des dortoirs et des réfectoires resteront ouvertes pendant plusieurs heures par jour — 1 (p. 32).

34. La superficie des classes devrait être autant que possible de $1^{m},50$ par élève ; dans aucun cas, il ne faut descendre au-dessous d'un mètre. Dans les constructions neuves, la hauteur sera comprise entre $8^{m},50$ et $4^{m},50$; pour les appropriations, la hauteur $3^{m},30$ peut être acceptée — 1 (p. 32).

35. Un système de ventilation continu, au moyen d'air chauffé en hiver, sera installé dans toutes les classes et études — 1 (p. 33).

36. Dans les classes, études et dortoirs, il faut un renouvellement d'air de 15 mètres cubes au moins par élève et par heure ; la gaine d'appel mesurera au moins un décimètre carré pour trois enfants — 1 (p. 34).

37. Quand on emploiera les calorifères, on évitera autant que possible de les construire en métal ; le chauffage devra se faire par de grandes quantités d'air à 30 degrés au maximum. On prendra des précautions pour l'humidification de l'air et les bouches d'admission seront placées au bas des fenêtres. Les orifices d'évacuation seront placés en bas et en haut de la paroi, les derniers devant être employés de préférence, tant que la température ne s'abaissera pas trop — 1 (p. 36).

38. Dans tous les cas où cela sera possible, on devra préférer pour le chauffage des écoles un appareil général à des appareils particuliers — 1 (p. 37).

39. Les clefs des tuyaux de poêle sont interdites. Le réglage du feu se fera au moyen du cendrier. Tout poêle sera muni d'une grande bassine contenant de l'eau — 5 — 1 (p. 37).

40. Dans les écoles où l'on emploiera des poêles, il y aura nécessairement des gaines pour l'évacuation de l'air vicié — 1 (p. 37).

41. Il est désirable que les vestiaires soient chauffés et ventilés quand les enfants ont été mouillés par la pluie ou par la neige — 5 — 1 (p. 37).

42. Les privés extérieurs seront ventilés — 1 (p. 37).

43. Dans les écoles normales, les mêmes salles peuvent servir alternativement de classes et d'études. Leur superficie sera d'au moins $10^{m},50$ et au plus de 2 mètres par élève, dans les constructions neuves ; la hauteur sous plafond ne sera pas inférieure è $3^{m},50$. Il y aura une salle de dessin calculée pour deux promotions, des hangars pour les travaux manuels et les manipulations chimiques des élèves et un amphithéâtre de physique et de chimie pouvant recevoir les trois promotions. On pourra disposer une classe spéciale pour l'enseignement du chant et de la géographie — 1 (p. 38).

44. Il faut exiger, en construction neuve, un cube d'au moins 4 mètres pour les classes et les réfectoires des écoles normales — 1 (p. 38).

45. Pour les dortoirs, un cube de 25 mètres est désirable. On ne descendra pas au-dessous de 16 mètres — 1 (p. 39).

IV. — HYGIÈNE DE LA VUE.

46. Dans les écoles maternelles, aucun enfant ne doit lire, écrire ou dessiner à une distance moindre que 25 centimètres — 3 (p. 42).

47. Dans les écoles primaires, aucun élève ne doit s'approcher de son travail à moins de 33 centimètres, sauf impossibilité constatée par le médecin — 3 (p. 42).

48. Dans les écoles normales, cette distance de 33 centimètres doit être absolument obligatoire ; les jeunes gens qui ne peuvent pas s'y conformer, même en faisant usage de verres appropriés, doivent être éliminés lors de la visite médicale qui précède l'admission — 3 (p. 42).

49. Les salles de classe et d'étude doivent être disposées de sorte qu'un œil placé au niveau de la table, à la place la moins favorisée, puisse voir directement le ciel dans une étendue verticale de 30 cen-

timètres au moins comptée à partir de la partie supérieure des fenêtres. Dans l'application de cette règle, il ne faut pas tracer l'épure d'après l'état actuel, mais en admettant que le propriétaire d'en face use de son droit en construisant à la hauteur admise par les règlements dans les villes, ou par l'usage dans les communes rurales — 5 — 1 (p. 43).

50. Dans les classes des écoles primaires, l'éclairage bilatéral doit être préféré — 3 — 1 (p. 43).

51. Dans les salles d'exercice des écoles maternelles, l'éclairage unilatéral est interdit — 3 — 1 (p. 43).

52. Quand l'éclairage bilatéral sera inégal, on s'arrangera de manière que la lumière la plus abondante vienne de la gauche des élèves — 3 — 1 (p. 44).

53. La largeur des trumeaux ne sera jamais supérieure à celle des fenêtres ; elle ne dépassera pas $1^m,30$ — 3 — 1 (p. 44).

54. Les stores seront en étoffe unie ; la disposition dans laquelle le store s'enroule dans un caisson situé à la partie inférieure de la fenêtre mérite d'être recommandée — 3 — 1 (p. 44).

55. Le meilleur éclairage de nuit s'obtiendrait en donnant à chaque élève une lampe basse munie d'un abat-jour — 3 — 1 (p. 44).

56. Quand on emploiera le gaz, on n'acceptera que des becs circulaires munis de cheminées en verre ; il est désirable que chaque bec ou que l'ensemble de l'installation comporte un régulateur de pression. Il y aura au moins un bec par six élèves ; les flammes seront placées à 2 mètres au-dessus du sol ; il y aura nécessairement des orifices de ventilation près du plafond, à moins qu'on n'ait ménagé au-dessus de chaque bec un tuyau pour l'évacuation des produits de la combustion — 3 — 1 (p. 44).

57. Les bancs et les tables rempliront les cinq conditions suivantes : 1° distance négative ou tout au moins nulle ; 2° différence de hauteur telle que le coude se pose naturellement au bord de la tablette ; 3° dossier assez près de la tablette pour servir d'appui pendant les exercices écrits ; 4° planchettes d'appui pour les pieds ; 5° inclinaison de 12 degrés de la planchette à écrire — 3 (p. 45).

58. Dans la seconde section de l'école maternelle, c'est-à-dire jusqu'à l'âge de six ans révolus, les exercices de lecture et d'écriture n'auront jamais lieu en se servant de livres, et ceux d'écriture seront faits

exclusivement à la craie. Dans la troisième section de l'école maternelle (enfants ayant plus de six ans), l'écriture pourra être tracée sur papier, mais sans pente et au moyen de crayons très noirs et très tendres — 5 — 3 (p. 45).

59. Tant que les enfants n'ont pas à écrire sur du papier, ils ne feront usage de tables ni pour écrire ni pour dessiner — 3 (p. 46).

60. L'emploi de tablettes inclinées pour supporter les livres pendant la lecture sera interdit — 3 (p. 47).

61. Les mauvaises attitudes que les jeunes enfants prennent en écrivant sont la principale cause de la myopie — 5 (p. 47).

62. Pendant le cours élémentaire et le cours moyen, on obligera les enfants à se conformer à la formule de Mme Sand : *Écriture droite sur papier droit, corps droit* — 3 (p. 47).

63. L'enseignement de l'écriture sera précédé d'exercices consistant à tracer des lettres capitales romaines de grande dimension — 3 (p. 48).

64. A l'école primaire, sauf pour les enfants qui entreront sachant déjà lire, l'enseignement de l'écriture n'aura lieu qu'à la craie pendant le premier semestre. On passera ensuite au crayon noir et tendre. Pour tous les élèves, l'encre ne sera admise qu'à partir de la seconde année — 3 (p. 49).

65. L'écriture des chiffres arabes précédera nécessairement l'écriture des lettres ordinaires; ces chiffres seront inscrits dans les carrés d'un quadrillage d'au moins un centimètre de côté — 3 (p. 49).

66. L'emploi des cahiers dits *à l'italienne* doit être interdit — 3 (p. 49).

67. Pour les commençants, les dimensions des lettres courtes seront comprises entre 3^{mm},5 et 5 millimètres. La hauteur totale de l'écriture, pendant tout le cours des études primaires, sera d'environ un centimètre. Même pour le cours supérieur, le corps des lettres courtes ne mesurera jamais moins de 2 millimètres — 3 (p. 49).

68. L'écriture à temps comptés peut être utilement employée — 3 (p. 49).

69. L'enseignement simultané de la lecture et de l'écriture n'est admis qu'en tant que les indications ci-dessus seront rigoureusement suivies — 3 (p. 50).

70. Dans les livres, la longueur des lignes ne devra pas dépasser

8 centimètres. Ils seront imprimés sur papier blanc ou légèrement jaune — 3 (p. 51).

71. On n'admettra dans les écoles aucun livre qui, tenu verticalement et éclairé par une bougie placée à la distance d'un mètre, ne resterait pas parfaitement lisible, pour une bonne vue, à la distance d'au moins 80 centimètres — 3 (p. 52).

72. Cette même condition doit être remplie par le texte qui accompagne les atlas — 3 (p. 52).

73. Quant aux noms inscrits sur les cartes, ils devront être tous lisibles facilement et sans erreur, dans les mêmes conditions d'éclairage, à une distance de 40 centimètres — 3 (p. 52).

74. Il est désirable que toutes les indications portées sur les cartes murales soient également lisibles — 3 (p. 53).

75. Les tableaux noirs seront ardoisés — 3 (p. 54).

76. L'espacement des traits des tableaux quadrillés ne sera pas inférieur à 4 centimètres; les nuances variant du blanc au jaune paraissent préférables pour le tracé des quadrillages sur fond noir — 3 (p. 54).

77. Le quadrillage des ardoises n'aura jamais moins d'un centimètre de côté et celui des cahiers ne descendra pas au-dessous de 5 millimètres — 3 (p. 54).

78. Il est utile d'exercer les jeunes enfants à reconnaître les couleurs, et s'il y a un médecin scolaire, il faut lui signaler les élèves qui persisteraient à confondre certaines couleurs, particulièrement le vert et le rouge — 3 (p. 55).

79. Tout enfant qui accusera quelque difficulté à lire les cartes murales à la même distance que ses camarades sera signalé au médecin de l'école. L'emploi permanent des verres concaves est interdit aux enfants à moins d'ordonnance du médecin. L'emploi de la *face à main* pour voir au loin est autorisé. Il faut que les verres soient choisis de force strictement suffisante pour bien voir et l'on tâchera d'en éviter l'usage en mettant les myopes aux premiers rangs — 3 (p. 56).

80. Les enfants atteints d'affections inflammatoires des yeux et des

paupières ne seront admis que sur le vu d'un certificat médical attestant le caractère non contagieux de ces maladies — 3 (p. 57).

V. — AUDITION ET PHONATION.

81. L'attention des maîtres doit être appelée sur la fréquence des affections de l'appareil auditif et sur les moyens d'en constater l'existence — 1 (p. 57).

82. Les enfants mal-entendants doivent être placés aux premiers bancs — 1 (p. 58).

83. Il faut surveiller et corriger avec soin l'articulation des élèves-maîtres dans les écoles normales et les habituer à parler lentement, distinctement et sans élever la voix — 1 (p. 58).

84. L'emploi du claquoir et du sifflet cessera d'être obligatoire dans les écoles maternelles — 5 (p. 60).

85. Dans les écoles maternelles, la durée d'un exercice de chant ne dépassera jamais dix minutes. Il importe que les leçons de chant, dans les écoles primaires, soient fréquentes et que leur durée ne dépasse pas une demi-heure — 5 (p. 60).

86. L'examen d'aptitude à la direction des écoles maternelles comprendra l'exécution d'un chant très simple et l'écriture, sous la dictée, d'une courte phrase musicale prise dans la gamme d'ut majeur. Une voix fausse ou l'impossibilité d'écrire la dictée entraîneront l'ajournement — 5 (p. 60).

87. L'examen d'admission aux cours normaux Pape-Carpentier comprendra l'exécution d'un chant facile et l'écriture d'une phrase musicale sous la dictée — 5 (p. 60).

88. L'examen pour l'obtention du certificat d'aptitude à l'inspection des écoles maternelles comprendra l'écriture sous la dictée d'un air facile vocalisé ou joué sur un instrument — 5 (p. 60).

89. Il faut s'abstenir de faire chanter les garçons pendant la mue de la voix — 1 (p. 60).

90. Il est désirable que l'étude des instruments à vent ne soit pas admise dans les écoles normales — 1 (p. 61).

91. La hauteur sous plafond ne dépassera jamais $4^{m},50$ et ne sera jamais inférieure à $3^{m},50$ dans les constructions neuves — 1 (p. 61).

VI. — ALIMENTATION.

92. L'eau employée en boisson ou pour la cuisine sera filtrée toutes les fois qu'on aura des doutes sur sa qualité ou sa pureté. On évitera de filtrer l'eau de source — 1 (p. 63).

93. Quand on peut supposer que l'eau renferme des matières organiques, il y a lieu de la faire bouillir avant de l'employer en boisson — 5 (p. 63).

94. Les puits seront établis loin des fosses; ils seront couverts et maçonnés avec soin jusqu'au plan d'eau — 5 — 1 (p. 64).

95. Dans les écoles maternelles, le repas de midi comprendra nécessairement des aliments chauds fournis soit par la famille, soit par l'école — 5 (p. 65).

96. Il est désirable que les élèves des écoles maternelles et primaires ne boivent que de l'eau. Si on leur permet une boisson fermentée quelconque, elle devra être fortement étendue d'eau — 5 (p. 65).

97. Dans les écoles primaires supérieures et dans les écoles normales, on donnera au moins une fois par jour du vin coupé d'eau, de la bière ou du cidre. Les deux principaux repas comprendront nécessairement soit des œufs, soit de la viande, soit du poisson. Le premier déjeuner aura lieu avant 8 heures du matin; il ne pourra pas y avoir entre les repas un intervalle de plus de quatre heures. La durée des principaux repas ne sera jamais inférieure à vingt-cinq minutes et ils seront suivis chacun d'une récréation d'au moins une demi-heure; cependant le repas du soir pourra être immédiatement suivi du coucher — 1 (p. 66 et 67).

98. La surface du réfectoire sera calculée à raison d'au moins un mètre par élève; il sera chauffé; on exigera qu'il puisse être aisément aéré — 1 (p. 67).

99. Les matières poreuses doivent être évitées dans la construction d'un réfectoire; le mieux est d'employer exclusivement, pour le sol, des dalles ou des carreaux; pour les tables, la fonte, la pierre, le marbre ou le verre; pour les murs, le stuc et la faïence. Si l'on emploie la peinture, elle sera à base de zinc et vernie, même pour le plafond — 1 (p. 67).

VII. — SOMMEIL.

100. Pour les élèves des internats primaires, la durée du sommeil sera calculée sur un minimum de neuf heures — 1 (p. 69).

101. Dans les écoles primaires supérieures et normales, on assurera au sommeil une durée effective minima de huit heures — 1 (neuf heures pour les écoles primaires supérieures — 4) (p. 69).

102. Pour les dortoirs, on préférera le système des cases avec couloir central — 1 (p. 70).

103. Un cabinet d'aisances avec effet d'eau sera disposé à proximité de chaque dortoir; il sera soigneusement ventilé — 1 (p. 70).

104. On prendra les mesures nécessaires pour que la température des dortoirs ne descende pas au-dessous de 4 degrés. Ils seront nécessairement pourvus d'une ventilation permanente — 1 (p. 71).

VIII. — TRAVAIL ET REPOS, VACANCES.

105. Pour les écoles primaires, la superficie du terrain ne pourra être inférieure à 500 mètres — 1 (p. 76).

106. Au fur et à mesure de leur arrivée dans les écoles maternelles, les enfants seront mis en liberté dans la cour, ou, quand le temps ne le permettra pas, tenus au préau et occupés à des marches d'ensemble, des évolutions ou autres exercices récréatifs. Un quart d'heure ou une demi-heure avant l'entrée en classe, ils seront conduits aux privés et maintenus en repos — 5 (p. 76).

107. Les récréations qui coupent chacune des classes du matin et du soir seront consacrées à des marches avec chants dans la cour ou dans le préau — 5 (p. 77).

108. Dans la récréation qui suivra le repas de midi, les enfants seront en liberté dans le préau. Des jeux, variés autant que possible, seront mis à leur disposition; on choisira de préférence les jeux qui développent la force et l'adresse — 5 (p. 77).

109. Dans les écoles maternelles publiques, les enfants seront divisés en trois sections : 1° enfants de deux et trois ans; 2° de quatre et cinq ans; et 3° de six et sept ans. Aucun enfant ne sera admis dans la troisième section avant l'âge de six ans révolus — 5 (p. 77).

110. Les enfants pourront rester à l'école maternelle jusqu'à la fin de l'année scolaire au cours de laquelle ils auront atteint l'âge de sept ans — 5 (p. 78).

111. La durée des classes n'excédera pas deux heures par jour pour la première section, deux heures et demie pour la seconde et trois heures pour la troisième section — 5 (p. 80).

112. Aucune classe ne durera plus d'une heure sans être précédée et suivie d'une récréation d'au moins une demi-heure. Chaque classe d'une heure sera interrompue deux fois par des repos d'au moins cinq minutes, occupés par des mouvements avec chants ou par une récréation libre. Chaque classe d'une demi-heure comportera une interruption — 5 (p. 80).

113. Les cours normaux pour préparer des directrices d'écoles maternelles seront institués autant que possible en dehors des écoles normales d'institutrices — 5 (p. 82).

114. Pour les classes enfantines, la présence des enfants à l'école n'excèdera pas trois heures — 5 (p. 82).

115. Il serait désirable que les élèves du cours élémentaire ne restassent pas en classe au delà de deux heures le matin et deux heures le soir — 4 (p. 83).

116. Dans le cours élémentaire, on ne consacrera jamais plus d'une demi-heure à un exercice scolaire, y compris les préliminaires et les interrogations et un repos d'au moins cinq minutes — 5 (p. 84).

117. Là où les circonstances le permettent, il est à désirer que le séjour des élèves en classe soit interrompu d'heure en heure par une sortie — 4 (p. 84).

118. Sauf les cas de force majeure, les récréations auront lieu en plein air; aucun élève ne pourra s'en dispenser, ni par choix, ni pour faire des pensums, et la plus grande partie des récréations sera employée en jeux de force et d'adresse — 4 — 1 (p. 85).

119. Deux ou trois minutes avant la rentrée, les enfants des écoles maternelles seront mis en rang et exécuteront une marche au pas — 5 (p. 85).

120. Le travail à domicile ne pourra pas occuper en moyenne plus d'une heure pour les élèves du cours moyen, ni plus d'une heure et demie pour ceux du cours supérieur — 4 (p. 85).

121. Quand il y aura des classes supplémentaires, elles auront lieu de

préférence le matin et seront séparées des classes ordinaires par une récréation d'au moins un quart d'heure. Les enfants de douze ans révolus pourront seuls y prendre part — 4 (p. 86).

122. Une classe supplémentaire, dont la durée n'excèdera pas deux heures, pourra avoir lieu le jeudi matin. La journée du dimanche sera entièrement libre — 4 (p. 86).

123. Il y a lieu de recommander l'organisation, pour le dimanche ou le jeudi, de promenades telles qu'elles ont été prévues et réglées par le *Manuel de gymnastique* — 4 (p. 86).

124. Il serait désirable qu'on pût diminuer la durée des vacances pour les élèves du cours moyen et surtout pour ceux du cours élémentaire — 4 (p. 87).

125. Sauf pour le dessin, aucune séance ne durera plus d'une heure et demie; il serait mieux de ne pas dépasser une heure — 4 (p. 88).

126. Dans les écoles primaires supérieures et les écoles normales, il y aura par semaine cinq séances de gymnastique d'une demi-heure au moins, suivies autant que possible d'une récréation. La natation et le patinage pourront éventuellement remplacer la gymnastique — 4 (p. 91).

127. Pour les écoles primaires supérieures et les écoles normales, on se conformera à la *règle des trois 8*, d'après laquelle, sur vingt-quatre heures, il convient d'en réserver huit au sommeil, et de ne pas en consacrer plus de huit au travail intellectuel. La gymnastique, la natation, les exercices militaires, les manipulations chimiques, les travaux manuels et la musique sont les seules matières qui puissent être enseignées en dehors des huit heures de travail — 1 (p. 91).

128. Il y a lieu d'abréger l'enseignement de la grammaire dans les écoles normales — 1 (p. 92).

129. Dans les écoles primaires supérieures et les écoles normales, il y aura trois époques de vacances, de huit à dix jours au jour de l'an et à Pâques et d'un mois en été — 1 (p. 93).

IX. — MÉDECINE DES ÉCOLES.

130. Toute demande d'emploi de sous-directrice d'école maternelle devra être accompagnée d'un certificat émanant d'un médecin commis à

cet effet, et constatant que la postulante n'est atteinte d'aucune infirmité pouvant porter obstacle à l'exercice de ses fonctions — 5 (p. 95).

131. La commission d'examen chargée dans chaque département de constater l'aptitude des personnes qui aspirent à diriger les écoles maternelles comprendra un médecin — 5 (p. 95)[1].

132. Les examens d'aptitude à la direction des écoles maternelles, d'admission au cours normal Pape-Carpentier, d'aptitude à l'inspection des écoles maternelles, comprendront des notions d'hygiène — 5 (p. 95).

133. Il y a lieu d'appeler l'attention de l'Administration sur les grands services que rendent à l'étranger les colonies de vacances. Il serait désirable qu'on préparât l'organisation en France de stations hygiéniques de vacances, principalement pour les enfants pauvres ou peu aisés des écoles de nos grandes villes de l'âge de huit à quinze ans — 4 (p. 97).

134. Dans toute école normale, il y aura une infirmerie avec chambres d'isolement — 1 (p. 103).

X. — BÂTIMENTS.

135. Il faut organiser une enquête sur les meilleures dispositions à donner aux locaux scolaires, et en attendant les résultats de cette enquête, il y a lieu d'encourager les travaux d'amélioration des locaux actuels et de provoquer la location de maisons pouvant être appropriées pour un usage provisoire — 1 (p. 108).

136. Il serait utile d'ouvrir une exposition de projets d'écoles à édifier suivant des programmes dressés par l'Administration — 1 (p. 109).

XI. — MOBILIER — 2.

137. Le mobilier sera nécessairement conforme aux cinq conditions énumérées ci-dessus (§ IV, n° 57) (p. 113).

138. Surtout dans le système à une place, il est préférable que les supports du banc et de la table soient en fonte (p. 114).

---

[1] Il est évident qu'il y aurait lieu d'intercaler ici un article analogue aux deux précédents et relatif au personnel de l'enseignement primaire : le rapporteur a cherché à corriger, dans sa rédaction, cet accident et d'autres analogues, résultant de la répartition du travail entre cinq sous-commissions.

139. On préférera le mobilier à une ou à deux places. Quand on fera usage du mobilier à plus de deux places, le siège ou la tablette seront mobiles (p. 114).

140. Le dossier ne doit pas être notablement plus haut que la tablette à écrire (p. 114).

141. Dans les classes ou études à rez-de-chaussée, il y aura toujours une planchette d'appui pour les pieds (p. 115).

142. Quand le mobilier sera surélevé, l'appui pour les pieds ne pourra être qu'une planchette horizontale ou inclinée, suivant sa distance du banc (p. 115).

143. Il est désirable qu'en tenant compte de toutes les indications relatives à la situation respective et aux dimensions du banc et de la tablette, on s'attache de plus à élever l'ensemble du mobilier au-dessus du parquet (p. 115).

144. Dans les écoles normales, on fera usage de tables de hauteur uniforme, fixes ou mobiles, à une ou plusieurs places; des chaises ordinaires, de deux hauteurs différentes, seront mises à la disposition des élèves (p. 116).

145. Dans les classes destinées spécialement à l'enseignement du chant et de la géographie, il est préférable d'avoir un mobilier mobile consistant en tables étroites à plusieurs places et en bancs sans dossiers (p. 116).

146. Dans les amphithéâtres, les gradins seront étagés suivant les courbes théoriques de Lachèz et pourront être pourvus de tablettes à écrire placées à la droite de chaque élève. On évitera une ascension trop rapide des gradins (p. 116).

147. Tous les mobiliers à distance dite *positive* doivent être réparés sans délai. Quand on transformera un mobilier ancien, on le fera conformément aux prescriptions des articles ci-dessus. Une distance nulle et même légèrement positive sera tolérée dans ce cas (p. 117).

148. La taille des enfants sera mesurée deux fois ou tout au moins une fois par an (p. 118).

149. Pour les mobiliers neufs, on recommande les dimensions suivantes : les cinq types étant destinés aux enfants dont la taille varie respectivement de 1 mètre à 1m,10, de 1m,11 à 1m,20, de 1m,21 à 1m,35, de 1m,36 à 1m,50 et enfin à ceux dont la taille excéderait 1m,50 (p. 118).

	TYPES.				
	1er	2e.	3e.	4e.	5e.
TABLETTE.					
Hauteur au-dessus du sol..........	0m 44	0m 49	0m 55	0m 62	0m 70
Largeur d'arrière en avant.........	0 35	0 37	0 39	0 45	0 45
Longueur.......................	0 55	0 55	0 60	0 60	0 60
SIÈGE.					
Hauteur au-dessus du sol prise au milieu du banc....	0 27	0 30	0 34	0 39	0 45
Largeur d'avant en arrière.........	0 21	0 23	0 25	0 27	0 30
Longueur.......................	0 50	0 50	0 55	0 55	0 55

150. Dans les écoles où l'on pourra disposer d'une salle spéciale pour le dessin, une portion de cette classe sera pourvue de tables appropriées à l'usage du dessin graphique. Le reste de la salle ne sera meublé que de sièges mobiles et de supports (p. 119).

151. On évitera le plus possible l'emploi des ardoises ordinaires (p. 120).

152. On donnera la préférence aux crayons prismatiques. Il est désirable que les porte-plumes soient prismatiques, aussi légers que possible, et d'un diamètre un peu plus grand que celui des porte-plumes ordinaires (p. 120).

153. Les crayons seront noirs et tendres et les plumes à bec très large (p. 120).

XII. — VOIES ET MOYENS.

154. Il serait utile de constituer un corps d'ingénieurs sanitaires dépendant d'une direction de la santé publique — (p. 121).

PARIS

LIBRAIRIE G. MASSON

BOULEVARD SAINT-GERMAIN, 120

BIBLIOTHEQUE NATIONALE DE FRANCE
3 7531 00371912 8

www.ingramcontent.com/pod-product-compliance
Ingram Content Group UK Ltd.
Pitfield, Milton Keynes, MK11 3LW, UK
UKHW012219240726
13966UKWH00003B/844